日本社会保障丛书

日本医疗保障

李莲花　编著

中国劳动社会保障出版社

图书在版编目(CIP)数据

日本医疗保障 / 李莲花编著. --北京：中国劳动社会保障出版社，2021
(日本社会保障丛书)
ISBN 978-7-5167-4782-7

Ⅰ. ①日… Ⅱ. ①李… Ⅲ. ①医疗保健制度-研究-日本 Ⅳ. ①R199. 313

中国版本图书馆 CIP 数据核字(2020)第 261221 号

中国劳动社会保障出版社出版发行
(北京市惠新东街 1 号 邮政编码：100029)
*
北京虎彩文化传播有限公司印刷装订 新华书店经销
787 毫米×1092 毫米 16 开本 13 印张 192 千字
2021 年 7 月第 1 版 2022 年 7 月第 2 次印刷
定价：58.00 元

读者服务部电话：(010) 64929211/84209101/64921644
营销中心电话：(010) 64962347
出版社网址：http://www.class.com.cn

中国社会保障学会简介

中国社会保障学会是经国务院批准，民政部登记，由我国从事社会保障和相关领域的专家、学者及有关单位自愿结成的全国性、学术性、非营利性社会团体。中国社会保障学会的宗旨是团结全国相关领域专家、学者与专业人士，为健全社会保障、提升人民福祉、促进社会和谐发展贡献力量。

中国社会保障学会的四大使命：

促进理论繁荣；

助力改革与制度建设；

推动学科发展与人才培养；

参与国际学术交流。

为完成上述使命，学会采取如下行动方式：

组织全国性和国际性会议；

出版刊物，建立宣传平台；

组织开展专题调研活动和培训活动；

与政府部门、立法机关和社会组织、高校或研究机构进行合作。

中国社会保障学会出版物有：会刊、学术集刊《社会保障研究》（CSSCI 源刊）、《中国社会保障发展报告》、《民生专报》（高端智库报告）等。

官方网站：www. caoss. org. cn

总　序

由沈洁教授牵头组织撰著的“日本社会保障丛书”即将由中国劳动社会保障出版社公开出版了，这是一项由多位留日华人学者共同完成的系统介绍、研究日本社会保障制度的重要成果。作为丛书的积极推动者，我对这一成果的问世感到由衷祝贺！

在中国社会保障改革与发展进程中，我一直主张“远学德国，近学日本”。原因是这两个国家分别是现代社会保障制度的起源国和亚洲最先建成完整社会保障体系的国家，不仅是在世界上有影响的工业强国，还是人均寿命最长且老龄化程度很高的大国。其中，德国于1883—1889年首创社会保险制度，被视为全球现代社会保障制度的开端并风靡世界，迄今已有130多年的历史并还在持续发展，这一客观事实表明德国是最值得关注的社会保险制度先行国家；日本是我国的近邻，也是亚洲先行的工业化国家和福利国家，历史上深受中华文化的影响，其社会保障制度及相关服务富含中华文化的元素。因此，对中国而言，德国与日本的社会保障制度较之其他国家更具借鉴价值。遗憾的是，我国社会保障学界对德国与日本的研究迄今仍显苍白。实践已经证明，历史不长的国外养老、医疗保险制度实践，如智利的个人账户制，欧美一些国家的机构养老模式等。并不一定具有足够的借鉴价值，不同文化背景下的社会福利及相关服务亦未必能够符合我国人民的需要。因此，我一直希望国内能够出版系统介绍、研究德国与日本两国社会保障制度的图书，中国社会保障学会作为全国社会保障及相关领域专家学者的联合体与学术共同体则将推动这项研究列为重要的工作任务，这次在沈洁教授和中国社会保障学会常务理事钟仁耀教授、吕学静教授等精心组织下，终于完成“日本社会保障丛书”编著任务并由中国劳动保障出版社出版，这应当是一个重要的突破。

我曾经多次访问日本并考察其社会保障制度，印象深刻的不仅有制度体系完备、法治水平高，还有其社会保障及相关服务尊重传统文化、注重家庭保障等特色。例如，日本的公共养老金制度、医疗保障制度、护理保险制度均达到了很高水准，特别是养老服务立足社区，据需设置，多具有综合服务功能，在我考察过的一些养老机构中，老年公寓既可满足自理老年人需要，也可提供养老床位，还有托老所、临时寄养中心功能，一切皆以社区老年人的需要及其发展变化为依据，这显然是一条不同于欧美国家按照老年公寓、养老院舍、托老所、临时寄养中心等不同功能分割设置的发展之路。日本的儿童福利制度亦注重家庭功能，社会救助制度反贫困效果良好，等等。所有这些，我认为均值得中国认真学习、借鉴。

即将摆在读者面前的“日本社会保障丛书”，涵盖了日本的公共养老保险、医疗保障、护理保险、社会救助、社会福利、儿童福利六领域。其中，于洋、刘晓梅编著的《日本公共养老保险》一书全面、系统地介绍了日本公共养老金制度的发展史与现状、筹资方式、给付水平、财政状况、基金运营与经办管理情况，分析了当前存在的主要问题与改革方向，对企业养老保险与商业养老保险制度亦做了描述。李莲花编著的《日本医疗保障》一书全面、系统地介绍了日本医疗保障制度的框架与历史沿革，解析了日本医疗保险的财政、医保支付、医疗服务提供、药价基准制度以及医保经办与监管。张继元、王桥编著的《日本护理保险》一书全面、系统地介绍了日本护理保险制度的起源与发展历程，解析了日本护理保险制度的规划机制、监管体系、机构护理服务、居家护理服务、安宁疗护服务，以及护理等级评估标准、法律依据与流程规范、护理报酬标准及其实践。王海燕、焦培欣编著的《日本社会救助》一书全面、系统地介绍了日本社会救助制度的历史沿革及秉持理念与基本原理，解析了日本社会救助制度的具体实施、标准制定、政府管理和介护救助，以及最新动态。沈洁编著的《日本社会福利》一书全面、系统地介绍了日本社会福利制度的法律体系、福利人才培养与人力资源配置、社会福利服务供给，解析了日本老年人福利、儿童福利、残疾人福利、女性福利和社区福利、保健福利等相关制度安排和实践情况。蔡泽昊编著的《日本儿童福利》一书全面、系统地介绍了日本儿童福利制度的历史沿革、框架与建制理念，解析了日本儿童福利制度的实施机制、特殊福利需求、家庭政策和运行机制，以及托幼服务、儿童医疗和儿童福利专业人才队伍建设。毫无疑问，这套丛书提供了全景式的日本社会保障制度及其实践图景。

除了全面性、系统性，“日本社会保障丛书”还具有如下特点：一是客观性。各书的作者主要基于事实来阐述日本各项社会保障制度及其实践，较少带有以往基于作者个人价值取向或判断的主观性，因而更能够让我们看到原汁原味的日本社会保障制度的真实面貌。二是实践性。每本书虽然涉及理念、原理、历史沿革等内容，但更着力于相关制度的具体实践与操作规范，通过全书可以看到日本社会保障制度在实践中的真实运行情况，这恰恰是我国社会保障体系建设中长期被忽略却又须从现在起高度重视的大问题。三是作者队伍的特殊性。丛书的作者均是留学日本后留在日本执教或归国执教的高校教师，既了解中国，更对日本社会保障有深入研究，这使得丛书能够避免以往守在中国研究外国或只站在外国立场介绍外国的不足，进而可以更好地满足中国读者的需要。这些鲜明的特点，决定了丛书的独特价值。

感谢沈洁教授为组织编著“日本社会保障丛书”付出的巨大心血，她多年来一直积极推动中日之间的社会保障学术交流，更带动了一批留日华人学者研究日本、助力中国社会保障改革与制度建设，为留日华人学者树立了很好的榜样！

感谢丛书编委会成员与各位作者，为中国读者提供了全面了解日本社会保障制度的权威读本！

感谢中国劳动社会保障出版社积极支持中国社会保障学会推进日本社会保障研究工作，并为丛书出版提供直接的帮助！

中国社会保障学会会长　郑功成

2021 年 5 月于北京

编者序

在武汉深陷新冠肺炎的困难时刻，日本众多的民间团体和个人及时赠送医疗物资，并附上“山川异域，风月同天”等蕴涵浓重东亚文化的典雅章句，传送邻邦互助之情谊。这则古语起源于唐代高僧鉴真大师历经重重艰辛东渡日本，开启了中日文化交流通道的故事，当时力主对华友好的日本主流派，动用全日本的绣衣工匠精心制作了1 000件袈裟，每件袈裟刺绣上这八个字，以示中日唇齿相依的邻邦情结。

中日文化交流不仅历史久远，且涉及领域广泛。即便是在社会救济与社会保障领域的交流中，也留下了丰富的画页。公元757年，日本参考中国律令制度颁布《养老律令》，其中“户令”中所具体规定的灾荒救济以及减免税赋等条例，就是模仿中国古代救灾条例与中国“户令”的法定约束力并一直沿袭到明治维新，是日本最早也是历时最长的社会救济法令。此外，日本借“大化革新”之际，将中国的义仓、社仓等仓储制度引进日本并推广普及。一直到社会制度巨变的明治维新之后，尚有不少地区仍保留着互助互济的仓储制度。

在中国社会保障从传统走向近代的过程中，日本又在中西文化交流中起到了重要的中介和桥梁作用。明治维新之后，日本对近代国家体制下的社会救济和劳工政策的探索被留日学生积极介绍到中国。昭和初期日本颁布具有社会转型意义的《救护法》（1929年），首次明确了国家对生活困穷者实施救济的义务和公民权利。此法颁布实施之后，留日学生就开始不断地将其介绍到中国，为促成颁布《社会救济法》（1943年）做了舆论宣传准备。在人类社会进入数字化时代的当代，有关日本护理保险和儿童福利制度的实施经验，也很快被传递到国内，为学者和政策决策者思考解决我国出现的老龄化、少子化问题提供借鉴。而在上述过程中，留日学人作为文化交流的使者，为搭建社会保障领域的中日交流桥梁发挥了不容忽视的作用。

参与这套“日本社会保障丛书”执笔的作者，均是在日本系统接受过社会保障相关专业训练的留日学人，其中有学成回国在各个大学的执教者，也有侨居日本在大学教坛的传道解惑人。我本人也侨居日本30余年，虽然主要精力投入日本大学讲坛，但内心始终不能忘却要为国内社会保障发展尽微薄之力的念想。相信参与本丛书编写的各位留日学人，大多都怀有同样的心境和社会责任感，才接下了中日交流使者的接力棒。也正是有了这样“故国之情”的代代传递，使得中日之间的文化交流能够战胜种种逆境而延绵不断，成为构筑未来东亚文化共同体的源远流长的动势。

这套丛书涉及了日本公共养老保险、医疗保障、护理保险、社会救助、社会福利、儿童福利六个领域，每个制度领域独立成册。在完整、系统地考察各个领域的独立体系的同时，还注重厘清各项制度领域之间的衔接和互动关系，把社会保障制度视为环环相扣、运转灵活的生活安全网络，可以让读者全方位去理解日本的社会保障在保护国民生活安全上的功能和效率以及存在的障碍。

貌不惊人的“他山之石”，有时也可以为雕琢中国社会保障制度的改革和完善这块“璞玉”提供意想不到的借鉴和助力。本丛书执笔作者为了给读者提供深度考察日本的最佳视角，在编写过程中还在以下几方面做了精心的设计和安排：第一，原汁原味地展现日本社会保障制度风貌，将作者的主观评价减缩到最小范围，以期待读者从精心提炼的素材中汲取、丰富和重构自身的知识空间。第二，以日本社会保障制度结构性改革为主线，把分析的视角聚焦在20世纪80年代初期改革、20世纪末21世纪初的中期改革、当下的深化改革等几个发展阶段。同时，对各个时期的改革背景、改革内容、改革绩效给予翔实的解析，试图给我国社会保障制度的改革提供一个可资参考的清晰脉络和思路。第三，质性研究和量化研究的兼容并蓄，既重视制度政策框架层次的分析，又不失通过融入系统的量化数据以检验政策推进过程和政策效果。第四，为弥补迄今在日本社会保障研究领域中重视宏观制度而忽视微观实操和经办等具体制度研究的缺失，故在每个专题中都安排了一定的篇幅介绍操作规范和微观制度的安排。

固然，本丛书虽然力图体现上述的各项独自特征，但是由于时间和条件的限制，在对日本社会保障制度给予理论性批判和理论层次的重构等方面，还存在着力度不足的缺憾，有待于我们今后的研究加以弥补。

中国社会保障学会会长郑功成教授倡导社会保障需要“远看德国，近看日本”，融汇东西方精髓的思路，并推动本丛书朝着这一大视野方向推进，多次对本丛书的编写提供了建设性意见。华东师范大学钟仁耀教授、首都经济贸易大学吕学静教授在编者队伍组建、丛书构想等各个环节上提供了多方帮助和支持；张继元讲师在负责护理保险专题编著的同时，还具体承担了丛书参编人员的联络协调、专业术语的翻译和校订等大量的工作，对此均深表衷心的谢意。最后还要感谢中国劳动社会保障出版社为编辑丛书所付出的辛勤劳动。

沈 洁

2021年3月吉日于东京喜多斋

前　言

医疗保障制度是世界各国社会保障制度中最核心的制度之一，日本的医疗保障制度也是如此。日本医疗保障制度从模仿德国的医疗保险开始，经过近百年的风风雨雨，已形成一个以社会医疗保险为主，医疗救助、公费医疗、民间医疗保险为辅的完整的制度体系，其中很多制度安排和理念成为日本整个社会保障制度的基本架构。了解日本的医疗保障制度，对研究日本社会保障制度乃至整个日本社会都有着重要意义。

本书力图全面、详尽地分析日本医疗保障制度的历史和现状，着重介绍 20 世纪 80 年代以后，日本快速老龄化给医疗保障带来的挑战和政策对应。如何应对人口老龄化和医疗费用的快速上涨，如何平衡医疗费用的有效使用和保障平等的医疗服务，是 21 世纪世界各国医疗保障面临的共同难题。日本作为率先进入高度老龄化社会的国家，在医疗保障制度改革中的经验和教训对包括我国在内的各国医疗保障制度改革具有不可忽视的参照意义。希望本书能给认真思考医疗保障制度改革的所有人提供一点启发。

本书由以下八章内容组成。

第一章“日本医疗保障制度概述”是本书的导论部分，简要介绍日本医疗保障制度的现状、制度框架以及总体特征，目的是方便读者在详细了解制度细节之前对日本医疗保障有一个大致、总体的理解。本章首先通过几个基本的医疗保健指数对日本医疗保障的现状进行直观的呈现，之后分医疗保障体系、医疗（服务）提供体系和支付体系（诊疗报酬制度）介绍日本医疗保障的制度框架，最后简要指出日本医疗保障制度的几个主要特征。

第二章“日本医疗保障制度的历史沿革”介绍从明治维新到现在日本医疗保障制度的变迁过程，主要分四个历史阶段。（1）从明治维新到 20 世纪 60 年代初。这是日本从引进到建立现代医疗保障制度的时期，以 1961 年实现“国民皆保险”为一个里程碑。（2）20 世纪 70—80 年代。这一时期可以说是一个过渡期，经济的高速增长结束，人口老龄化刚刚开始。（3）20世纪90年代至21世纪初。这个时期被称为“失去的20年”，经济低迷加上快速老龄化给医疗保障制度带来了极大的挑战。以老年人医疗费的负担方式为核心的种种改革，归结为新医疗制度的创建。（4）2010年以后日本医疗保障进入新的阶段，医改的重点从医疗保险转移到医疗提供体系，地区医疗计划、社区医疗、公立医院的整合、医养结合等成为这一时期的关键词。

第三章“医疗保障制度体系”介绍日本各种医疗保障制度，即社会医疗保险、公费医疗制度以及民间医疗保险。其中社会医疗保险是最主要的保障制度，可以分为受雇者保险、国民健康保险以及2008年建立的老年人医疗制度。在日本的医疗保险给付中有一个制度安排值得特别提及，即“高额疗养费制度”。本章第二节专门介绍高额疗养费制度的基本结构、运行原理和给付条件。公费医疗制度和民间医疗保险从不同侧面对医疗保险起到补充作用，前者主要针对低收入人群和特定疾病人群（如传染病、环境污染导致的疾病、稀罕高额疾病等），后者则主要面对有一定经济能力的中高收入人群。

第四章“医疗费用与医保财政”聚焦医疗保险的费用和筹资。本章从宏观角度详细分析了日本特有的医疗费——“国民医疗费”的统计范围、推算方法、财源及结构，在此基础上深入介绍了医疗保险各制度的保费计算方法、给付内容以及各制度的主要问题。日本的医疗保险按职业、企业规模和年龄分为众多不同制度，为了调整不同保险者之间财政能力的差异，保证所有国民享受相同的医疗服务，除了中央财政的倾斜性支援外，在不同医疗保险制度间还进行大规模的财政调剂。这一机制是日本医疗保险财政的重要一环，本章第三节专门介绍财政调剂制度的历史以及高龄者医疗制度中的财政调剂现状。

第五章“医疗保险的费用支付”介绍医疗保险对保险医疗服务的支付机制。日本通过医疗保险的官方价格（“诊疗报酬”）和支付方式对整个医疗体系进行调控，诊疗报酬制度可以说是日本医疗保障体系的精髓。本章详细介绍了诊疗报酬制度的种类、流程、点数表以及调整机制，着重介绍2000年以后对急性期住院治疗实施的定额支付DPC/PDPS（按诊断群分类的定额支付）以及日本对保险外医疗尤其是高新医疗技术、药品的管理制度。

第六章“医疗服务的提供与管理”详细介绍了医疗保障制度中的另一重要组成部分——医疗服务提供体系，内容包括医疗服务提供体系的构成、《医疗法》和医疗法人制度、医疗服务成本的测算与购买方法以及整合型医疗服务体系的建设。日本的医疗服务体系以“民间为主”“自由开业”“自由就医”为特征，在充分保证医疗机构和患者自由的同时，通过政府对医疗服务价格（诊疗报酬）的制定和调整，较好地控制了医疗总费用。近年来，日本探索适合超老龄化社会的医疗服务提供体系，试图通过日本型的医养结合和社区综合照护体系实现从“以医院为主”向“以社区为主”的转型。

第七章“药价基准制度”介绍了日本药价基准制度的发展历程和药价基准的计算方式。药品费用占日本国民医疗费的20%左右，在市场经济条件下如何制定医疗保险适用药品的价格，对医疗保险的财政和制药行业都是至关重要的。本章在介绍日本药价基准制度的定义和发展历程后，分新药、仿制药和长期收录药，详细分析医疗保险的药品收录程序、药价计算方法，并得出以下结论：政府管控有效，药价稳中有降；调整方式动态化，药价市场结合度高；定价组织机构完备，新药审批程序严谨；通过加减算定价方式，引导和激励制药企业的开发和创新。

第八章“医疗保险的经办与监管”介绍有关医疗保险决策、经办、审查及监督的行政体系。与我国不同，日本医疗保险的经办机构（保险者）不是行政体系的一部分，健康保险组合、共济组合等保险者具有较强的社团性质（也有政府直接管理的保险项目）。审查支付机构也是一个独立的组织。这些支付方和以医师会为首的利益集团在医疗保障政策的制定中扮演着重要角色。此外，本章还介绍了社会保险审查制度，便于读者对日本医疗保险的制度执行有更全面的了解。

本书由“日本社会保障丛书”编委会策划，六位曾经或正在日本学习、工作的学者负责编写，按章节顺序具体分工如下：

李莲花，日本东京经济大学经济学部副教授，负责第一章、第二章、第五章第二节及第八章编写；

罗小娟，上海政法学院政府管理学院讲师，负责第三章和第四章第二节编写；

金贝，日本政策研究大学院大学客座研究员，负责第四章第一节和第五章第一节、第三节编写；

朱珉，日本千叶商科大学商经学部副教授，负责第四章第三节编写；

张莹，大连医科大学公共卫生学院教授，负责第六章编写；

李晓晖，北京物资学院商学院副教授，负责第七章编写。

在本书的最后编写阶段我们目睹和经历了历史性的全球新型冠状病毒感染危机，从我国到日本再到欧洲、北美乃至全世界，都在动员所有力量抗击这一未知病毒。公共卫生虽然不是本书的主要内容，但它是广义的医疗体系的一部分，并与本书第六章的医疗提供体系密切相关。在公共卫生方面，日本在 19 世纪末就构筑了比较完善的防疫体系，成为亚洲各国的典范（飯島涉，2009）。而 20 世纪 30 年代开始普及全国的保健所体系，在传染病的预防和初级医疗方面取得了世界瞩目的成就。到目前为止，除中国外，日本、德国以及韩国这些以社会医疗保险为主的国家在抗疫方面表现相对较好，这里面的具体因果关系值得今后详细分析和研究。

编者

2021 年 4 月

目　　录

第一章　日本医疗保障制度概述

在日本众多的社会保障制度中，医疗保障制度不仅历史最长，而且在医疗服务的公平性、质量、费用控制等方面都得到了国际上的较高评价。当然，世界最高水平的老龄化给日本医疗保障制度带来了严峻的挑战。如何在保障医疗需求的同时控制医疗费用的过快增长，如何通过精细的制度安排引导医疗机构实现转型，日本在这些方面的探索与经验都是值得我们认真学习和借鉴的。

第一节　日本医疗保障的现状

我们首先通过国际上通用的几项医疗保健指标，初步了解日本医疗保障的总体状况。表 1-1 列举了 2017 年日本与美国、中国等国家医疗保健方面主要指标数据。这些指标可以分三大类：（1）一般保健指标；（2）医疗资源和利用；（3）医疗费用。

先看老龄化比率和平均寿命。众所周知，日本是全世界平均寿命最长、老龄化水平最高的国家。从表 1-1 中可以发现日本的老龄化比率在 2017 年已经达到 27.7%，远远高于其他国家，是中国的 2.6 倍。厚生劳动省 2019 年 7 月发布的“简易生命表”显示，2018 年日本男性的平均寿命为 81.25 岁，女性为 87.32 岁，65 岁以上老年人占总人口比重达到 28.1%。65 岁时的平均剩余寿命分别是男性 19.70 年、女性 24.50 年，“人生百岁时代”已经近在咫尺。

在母子保健、婴幼保健等方面，日本与北欧国家一道名列世界前茅，说明其公共卫生体系非常完善。表 1-1 中还列有 18 岁以上人口中肥胖者的比率，日本的肥胖率远远低于其他国家。在现代社会，肥胖是引发多种疾病的重要原因之一，日本人的长寿有很大一部分要归功于良好的饮食习惯与日常的健康管理。

表 1-1　　医疗保健主要指标（2017 年）

主要指标			日本	美国	德国	法国	英国	中国
65 岁以上人口比率		%	27.7	15.6	21.2	19.2	18.0	10.6
平均寿命	男	年	81.1	76.9	78.7	79.6	79.5	74.9
	女		87.3	81.1	83.4	85.6	83.1	78.0
婴儿死亡率		‰	1.9	5.8	3.3	3.9	3.9	8.0
成人肥胖率（18 岁以上人口）	男	%	29.0	72.1	62.7	67.1	69.7	36.2
	女		19.7	62.6	47.2	54.7	58.8	32.3
每千人医生数		人	2.4	2.6	4.3	3.2	2.8	2.0
每千人病床数		床	13.1	2.8	8.0	6.0	2.5	4.3
门诊就诊数		次	12.6*	4.1**	9.9	6.1	5.0**	6.0
平均住院期间		日	16.2	4.9**	8.9	8.8	6.8	9.3
卫生总支出（THE）/GDP		%	10.9	17.1	11.2	11.3	9.6	5.0*
人均卫生支出（PPP）		美元	4 630	10 207	5 848	4 931	3 943	688*

注：肥胖的标准是身体质量指数（Body Mass Index，BMI）25 以上。

* 表示 2016 年，** 表示 2009 年。

资料来源：OECD. Health Data；WHO. World Health Statistics；国家统计局. 中国数据（data. stats. gov. cn）等（作者制作）。

接下来看医疗资源的充实度和利用率。每千人中的医生比率，日本接近英国和美国的水平，属于医生相对较少的国家；但是每千人中的病床数以及平均住院期间却异常突出，门诊就诊率也比其他国家高很多。从这些数据我们可以得出以下结论：（1）与其他国家相比，日本的医疗可及性比较高，患者就医基本没有制度障碍；（2）日本的医务人员工作强度和密度较高，以较少的人力给较多的患者提供服务。

最后比较一下医疗费用的支出。这里采用经合组织（OECD）的卫生总支出占国内生产总值（GDP）的比重。2017 年，日本的卫生总支出占 GDP 的

10.9%，在OECD国家中列第六位，处于德国、法国与英国之间。人均卫生支出（4 630美元）也在德国、法国与英国之间，是美国的一半以下。考虑到日本的老龄化水平，应该说日本在医疗费用的控制方面总体上还是做得不错的，这一点可以通过图1-1进一步证实。图中横轴是65岁以上人口比率，纵轴是卫生总支出占GDP的比重。如果考虑老龄化程度，日本的医疗费用规模比德、法、英等国家要少，说明医疗费用的投入产出效果值得肯定。

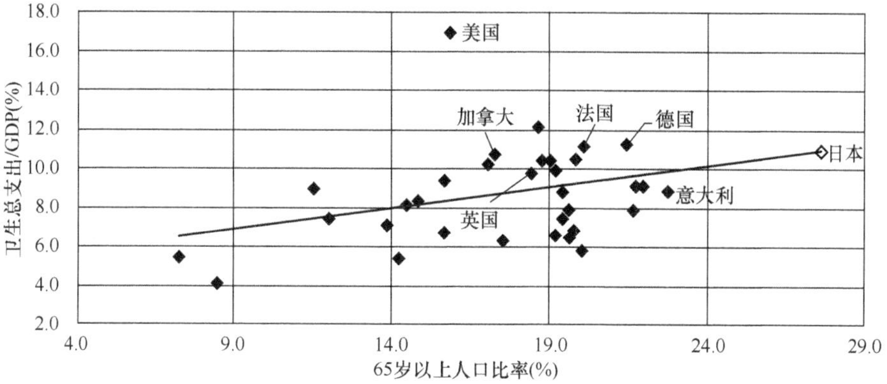

图1-1 老龄化率与人均卫生支出

资料来源：前田由美子，2019. 医療関連データの国際比較—OECD Health Statistics 2019[EB/OL]. [2019-07-20]. https://www.jmari.med.or.jp/download/RE077.pdf.

继国际比较之后，我们再来看看医疗保障在日本社会保障制度中所处的地位，这里主要从费用角度分析。图1-2是按照日本厚生劳动省的标准公布的社会保障给付费，分“医疗”“年金”“福利及其他”三个部分。自20世纪70年代以后，随着人口老龄化和制度的成熟，日本的社会保障支出迅速增加，总支出从1971年的4兆日元增加到2017年的120兆日元①，占国民生产总值的比重也在同时期从4.86%增加到21.97%。70年代初医疗支出占社会保障给付费的56.0%，之后因为年金制度的成熟医疗支出的比重相对下降，1987年下降到40%以下。

① 1日元等于0.065元人民币（2020年7月）。

2000年实施的护理保险（日语为“介护保险”）① 吸收了一部分医疗支出，近几年医疗支出占社会保障给付的比重稳定在33%左右。②

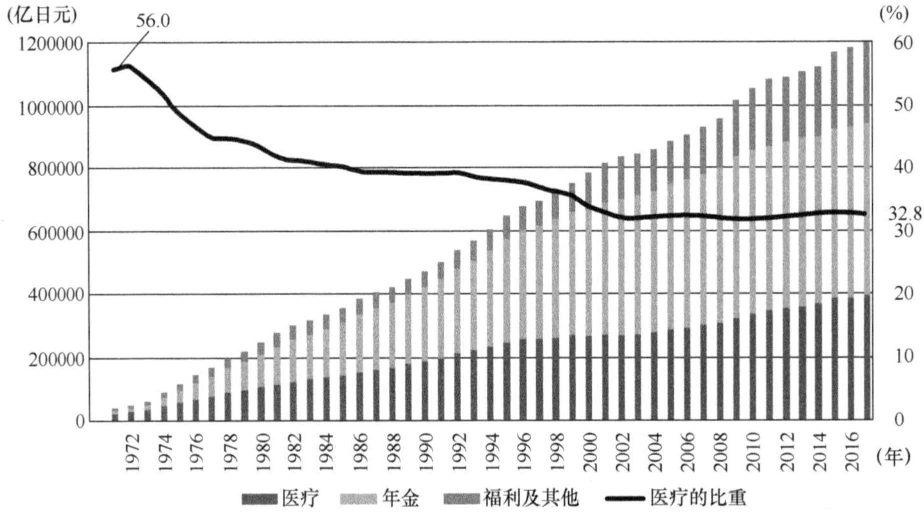

图1-2 日本社会保障给付费的变化与构成

资料来源：国立社会保障与人口研究所，2020. 社会保障费用统计［EB/OL］.［2020-01-20］. http://www. ipss. go. jp/ss-cost/j/fsss-h29/fsss_h29. asp.

日本医疗保障政策中有一个经常使用的概念——国民医疗费，这也是按照日本本国的标准计算的医疗费用统计指标。本书第四章详细分析了国民医疗费的统计口径、构成、变化等，这里简单介绍日本国民医疗费的变化（如图1-3所示）。与上述社会保障给付费中的医疗给付相比，国民医疗费的口径略大一些，2017年国民医疗费的总规模是43兆日元，占GDP的7.87%。再过几年，人口规模庞大的第一代婴儿潮将全部成为“后期高龄者”（75岁以上的老年人），届时，

① 关于日文的“介护”（Kaigo、英文 long-term care）的翻译国内现在有很多不同意见。依照丛书编委会的编写指南，本书中指社会保险中的 long-term care insurance 时用“护理保险”，具体法律名称、机构名称等日本固有名词用“介护”（如介护医疗院、介护老人保健设施等），其他情况根据上下文使用“长期护理”“生活护理”等。

② 如果按照 OECD 社会支出的标准计算，保健支出占总社会支出的比重是33.7%，占GDP的7.65%。

用于医疗（及长期护理）的费用的增长速度会加快。

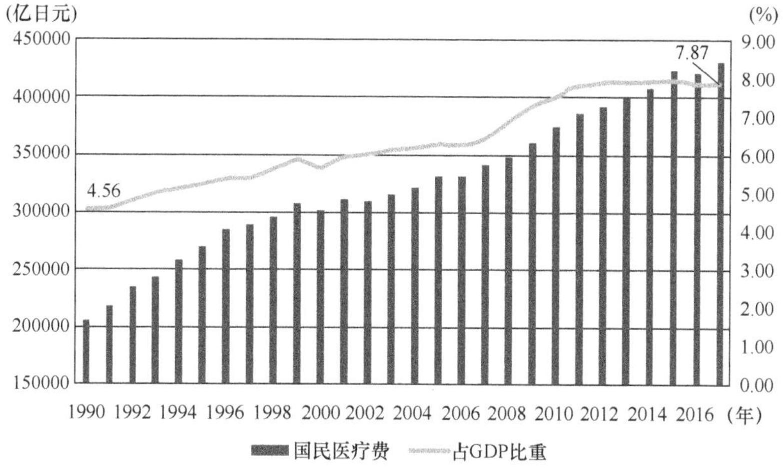

图 1-3　日本国民医疗费的变化

资料来源：厚生劳动省，2020. 国民医疗费［EB/OL］.［2020-01-20］. https://www.mhlw.go.jp/toukei/list/37-21.html.

第二节　日本医疗保障制度的总体框架

世界各国的医疗保障有很多种模式，根据医疗费用的筹资方式大致可分为国家医疗服务模式、社会保险模式、商业保险模式。在实行国家医疗服务模式的国家，医疗服务作为公共服务的一种由政府负责提供，财源主要来自税金，偶有社会保险基金做补充。而在实行社会保险模式的国家，医疗费的主要财源是保费，外加政府的财政补助。在大多数采用社会保险的国家，医疗服务（尤其是初级医疗）的供给以民间医疗机构为主。

日本的医疗保障制度属于典型的俾斯麦型社会保险模式。自 1927 年日本效仿德国开办企业的健康保险以来，由众多的承保机构（“保险者”）组成的分散型医疗保险制度一直维持到现在。在医疗服务提供方面，除了第二次世界大战中的短暂时期，日本也一直保持着以民间（主要是个人诊所和医疗法人）为主体的提供体系。简言之，日本的医疗体系是“社会保险+民间医疗机构”的组合。[①]

医疗费用的筹资制度在日本一般被称为（狭义的）“医疗保障体系”，医疗服务的供给被称为“医疗（服务）提供（或供给）体系”，连接两个体系的是以医疗服务和药品的官方价格（诊疗报酬）为主的费用支付机制。政府通过对需方的财政补助和诊疗报酬制度对整个医疗体系进行调控。

一、医疗保障体系

医疗保障体系的核心是社会医疗保险制度，被称为“国民皆保险”（universal coverage of health insurance），所有国民以及在日本合法居住一定期间以上的外国人可以且必须参加一项社会医疗保险制度。

日本的医疗保险有两个制度起源：一个是以企业的正式职工及其家属为对象的“健康保险”，另一个是以自营业、农民以及其他人群为对象的“国民健康保险”。这两个制度分别类似于我国的职工医保和居民医保。健康保险根据企业的规模分为“组合管掌健康保险”（大企业）和“政府管掌健康保险”（中小企业），后者在2008年更名为“协会健康保险”，由半官方的健康保险协会统一管理。另外，中央和地方政府的公务员、私立学校教职工等特殊职业有独立的“共济组合”。为了解决日益扩大的老年人医疗费的分担问题，2008年日本新设立了新的老年人医疗制度，并对75岁以上的老年人单独建立了“后期高龄者医疗制度”。

医疗保障中还有一个重要的制度安排，即“医疗救助”（日语为“医疗扶助”）。医疗扶助属于生活保护制度（相当于我国的最低生活保障制度）的支付项目之一，1961年实现国民皆保险时，生活保护中的医疗救助没有被整合到社会保险中，而是继续留在社会救助体系内。医疗扶助不需本人负担费用，由政府承担所有医疗费。现在，医疗扶助占生活保护支付总额的比例超过50%，是该制度中最大的支付项目。

除了这些公共医疗保障制度，作为一个商业保险高度发达的资本主义国家，

① 公共卫生也是广义的医疗保障制度的重要一环，而且日本的经验也非常值得学习。但由于篇幅的限制，本章不进行详述。

日本也有众多的商业医疗保险和非营利机构提供的民间医疗保险。但是，由于公共医疗保障制度覆盖了绝大部分医疗费用，而且医疗机构也不能擅自提供保险范围之外的医疗服务和药品，因此商业医疗保险在整个医疗保障体系中处于边缘地位，远不及德国、法国等社会医疗保险国家的商业保险。

二、医疗（服务）提供体系

如前所述，日本的医疗提供体系以民间医疗机构为主，公立医院只占医疗机构总数的 14%，占病床总数的 22%。遍及全国的个人诊所（包括牙科诊所）承担着大部分初级医疗。诊所的医生（日语为“开业医”）一般从医学院毕业后在大型医院工作几年，积累一定经验后自己开诊所或继承家里的诊所。日本的医疗提供体系以“自由开业”为原则，即医生在什么地方开诊所、开什么科的诊所原则上都是自由的。而且，日本也不像其他发达国家那样严格区分家庭医生和专业医生，没有“守门人”制度。虽然日本政府几度试图推广家庭医生制度，但国民还是习惯在众多的诊所中自由选择自己想去的诊所。大多数民间医院是由诊所发展壮大的，医院的院长往往在经营管理的同时进行日常的诊疗与手术。在日本，诊所与医院、医院的经营与诊疗之间的区分比较模糊。

药店（日语为“药局”①）也是医疗保障体系中的重要一环。19 世纪 80 年代以后，日本实行医药分开，医生通常只负责诊断和开处方，患者拿着处方可以到全国任何一家药店取药。如果是医疗保险范围之内的药品，患者自付比例和其他医疗服务一样（按年龄、收入不同），不像其他国家有专门的药品自付比例。历史上日本也曾有“以药养医”的阶段，但现在，医药品在国民医疗费中的比重大约为 20%，与一般消费水平的其他发达国家相比，日本的药价是相对便宜的。

三、诊疗报酬与费用支付

在日本的医疗保障制度里，无论是医疗保险还是医疗服务，政府都没有直接

---

① 日本的“药局”分为两种，只销售处方药的专业药局和同时出售化妆品等日常用品的药妆店，处方药必须要由专门的药剂师来配药、管理。

出面，那么日本政府是通过什么样的机制管理和引导整个医疗体系、实现公平且有效的医疗保障体系呢？

图 1-4 显示，政府在医疗体系中的作用主要是两个方面：一是对需方（全民医疗保险）的财政补助，二是制定医疗服务和药品的官方价格——“诊疗报酬”。

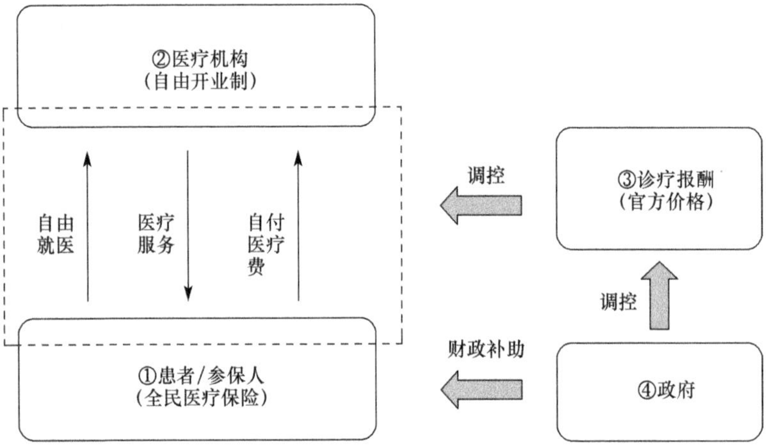

图 1-4 日本医疗保障制度的总体框架

资料来源：日本早稻田大学名誉教授土田武史教授制作。

诊疗报酬在日本医疗保障中具有非常重要的作用。虽然日本的诊所和医院大都是民间的，但是由于医疗机构原则上被禁止向患者擅自提供医保范围以外的服务和药品，因此，这些医疗机构的收入大部分都来源于医疗保险（以及医疗救助）。控制了诊疗报酬就等于控制了医疗机构的命脉。日本的诊疗报酬是全国统一的，每两年更新一次。诊疗报酬在中央社会保险医疗协议会（简称中医协）经支付方和服务方的协议决定后，由厚生劳动大臣公布。进入 21 世纪后，在人口老龄化加速、经济低迷的条件下，控制医疗费的上涨成为日本医疗改革的主要目标之一，政府在诊疗报酬制定中的影响力加强，中医协的作用是在内阁决定的总上调率基础上，对诊疗报酬的细部进行调整。

日本的医疗保险和医疗机构种类繁多，导致日本医疗保障制度看起来非常复杂。图 1-5 总结了日本医疗保险的诊疗和支付流程。与采用社会医疗保险的其他国家一样，医疗体系的行为主体主要有三个：参保人、承保机构和医疗机构。除此之外，我们发现图中还有一个机构——审查支付机构，在医疗机构和承保机构之间承担保险医疗费的审查与支付业务。之所以设置独立的审查支付机构，是因为日本的医疗保险是高度分散的，承保机构难以独立进行费用的审查和支付。由专门机构负责诊疗内容的审查和费用支付，也有助于提高医疗保险的事务效率和专业性。

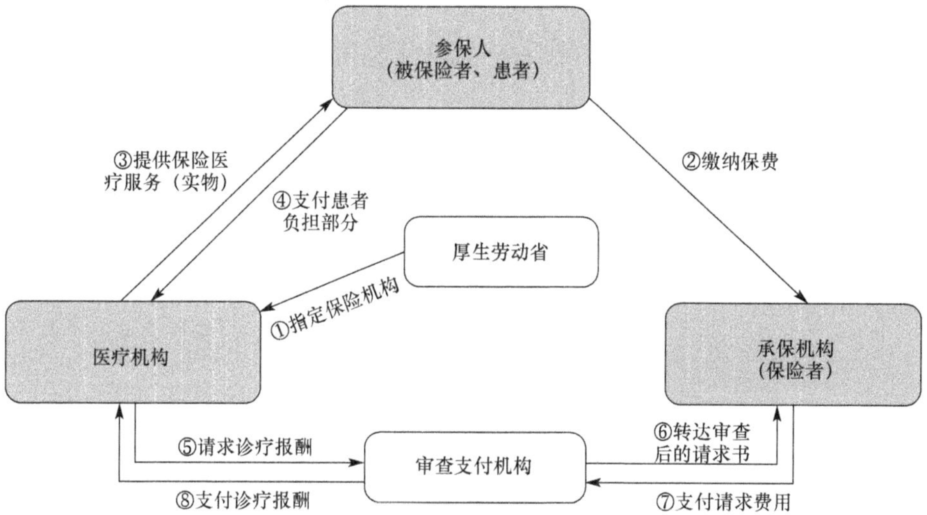

图 1–5　日本的医疗保险诊疗示意图

资料来源：島崎謙治，2015. 医療政策を問いなおす：国民皆保険の将来［M］. 東京：筑摩書店，(42).

第三节　日本医疗保障制度的主要特征

与德国、法国、中国、韩国等采用社会医疗保险模式的国家相比较，日本的医疗保障有相似之处，也有自己独有的特征。日本医疗保障的主要特征归纳为以下五点。

一、日本医疗保障制度的基础是“国民皆保险”

这里的“皆保险”不仅意味着人口层面上的全覆盖，而且还意味着“不管什么人、不管在什么地方、不管什么时候”都能享受到均等的、可支付的、充分的医疗服务。日本的医疗保障由众多的制度组成，全国有几千个承保机构。这些医疗保障制度虽然在保费计算等方面存在一定的差异，但是所有参保人能享受的医疗服务水平是全国统一的，没有制度性的差异。现在，除了6岁以下儿童和70岁以上老年人以外，所有医疗保险的患者自付比例为30%，包括门诊、住院、药品及牙科。30%的自付比例在国际上并不低，但是日本的医疗保险中还有一个至关重要的制度，就是“高额疗养费制度”。该制度根据参保人的家庭经济能力对自付金额设定上限，超过上限的部分由医疗保险全额支付。高额疗养费制度从根本上解决了灾难性医疗费支出对患者家庭的打击，消除了人们对高额医疗费的后顾之忧（详见第三章）。

二、日本医疗保险原则上禁止“混合诊疗”

即对于一种疾病的治疗，不能把医保范围内的医疗服务、药品和医保范围外的医疗服务、药品混合使用。在日本，如果一个患者想使用医保范围以外的药品或检查，包括保险项目在内的所有费用就被视为自由（保险外）诊疗，患者要负担100%的医疗费。这一原则的主要目的，一是防止医疗机构擅自提供保险外的高额药品或检查，二是防止患者的经济负担能力影响到他所接受的治疗内容。可以说这是一个强制性非常强的制度，把医疗的公平性放在医生及患者的自由选择之上。禁止混合诊疗和上述高额疗养费制度结合起来，保证了医生在治疗时基本不必考虑患者的经济能力，患者也不必因无法承担医疗费而放弃必要的治疗。日本的医疗保险所涵盖的服务内容、药品目录非常广泛，比采用国家医疗服务模式的国家广得多，而且只要治疗的有效性和安全性能够保证，就尽可能把高新技术与新药也纳入医保范围内。① 因此在一般情况下，人们不会因禁止混合诊疗而

① 例如2019年，日本把用于白血病治疗的创新药Kimriah纳入医保范围内，受到国内外媒体的关注。该药的治疗费用为单次3 349万日元（约200万元人民币）。

感觉不便。对于还处于实验阶段的最新治疗方法，也可以通过“保险外并用疗养费制度”在指定的医院使用（详见第五章）。

三、医生可以自由开诊所、患者可以自由选择医疗机构

这一“自由开业、自由就诊”原则也是日本医疗保障制度的重要特征之一。在很多发达国家，患者是不能自由选择医疗机构的（尤其是专业医院和专业医生），必须经过家庭医生的同意和介绍才能去专业医院（急救除外）。而在日本，由于独有的历史原因，医生开诊所，甚至挂什么科目原则上都是自由的（开设医院要受地区医疗计划的限制）。患者也凭借一张医保卡就可以随时到全国任何一家医疗机构就诊。这种医疗提供模式一方面极大地方便了患者的就医选择，但另一方面也造成了一定程度的过度诊疗，阻碍了医疗机构的功能分化。

四、政府通过诊疗报酬和医疗费支付制度控制医疗提供体系，使之为医疗保障服务

与英国等政府部门直接提供医疗服务的国家相比，日本政府对医疗机构、医疗费用的控制是间接的（也只能是间接的），主要通过对医疗服务的价格（即诊疗报酬）以及支付方式来实现。对于诊疗报酬政府也不是单方面制定，而是通过中医协这个协议会协调服务方和支付方之间的利益。由于医疗机构的收入几乎完全依赖于医疗保险，政府比较容易通过诊疗报酬控制医疗总费用，或者通过调整点数影响医疗资源的分布。与此同时，个人医生和医疗机构的自由和利益也在医疗保险中得到尊重和保障。事实上，在医疗保险制度逐渐稳定的20世纪70年代以后，日本医师会（详见第八章）一直是医疗保障制度的拥护者，对禁止混合诊疗也持肯定态度。

五、政府在医疗保障中的作用非常大

这主要体现在两个方面：医疗财政和政策制定。在财政方面，日本虽然采用的是社会保险方式，但是政府的财政投入占总国民医疗费的40%左右，说它是“社会保险方式和税收方式的结合”更精确一些。政府对医疗保险财政的积极介

入可以追溯到1922年第一部《健康保险法》的颁布。当时，对于单独运营医疗保险有困难的中小企业，政府设立了“政府管掌健康保险”，直接担当起保险者的角色，并从一开始就进行财政支援。第二次世界大战后，对财政负担能力薄弱的国民健康保险的财政补助力度逐渐加强，最高时达到50%。2008年新设的“后期高龄者医疗制度”中，中央和地方政府的财政负担也是50%。由于政府是最大的费用支付者，因此在诊疗报酬的制定、总费用的控制等方面也能起到主导性的作用。尤其是20世纪70年代以后，在经济增长放缓、政府税收减少、快速老龄化的大环境下，对医疗费用的控制成为医疗政策的主要目的，医师会等服务方的交涉能力明显减弱。可以说在20世纪80年代以后的一系列医疗改革中，厚生劳动省和财务省是掌握着主导权的，这也是在全球最快老龄化下日本能有效控制医疗费的主要原因（池上&キャンベル，1996；尾玉，2018）。

（日本东京经济大学经济学部　李莲花）

第二章　日本医疗保障制度的历史沿革

日本的医疗保障有着 100 多年的漫长历史。在这一个多世纪里，随着经济、社会和人口结构的巨变，医疗技术的发展，医疗保障制度也经历了非常大的变化。与此同时，医疗保障制度的几个主要特征历经时代的变化一直保留至今。

第一节　明治维新到 20 世纪 60 年代：日本医疗保障体系的形成

日本的医疗保障主要由两大块组成：一个是覆盖全民的医疗保障体系，另一个是以民间医疗机构为主的医疗提供体系。这两个体系均在第二次世界大战以前就有了雏形，并在 20 世纪五六十年代成为现在的制度框架。由于这一时期时间跨度比较大，我们把它细分为三个时期来回顾日本医疗保障体系的形成过程。①

一、明治维新至 20 世纪 30 年代中期：引进现代医学制度和社会保险

与大多数亚洲国家一样，明治维新以前的日本医学以传统东洋医学“汉方”（日语为“漢方”）为主，大夫靠世代相传的处方和经验给患者看病、调药。在德川幕府时代（1603—1868 年），日本实行锁国政策，在西方列强中仅对荷兰开放门户，西医作为“兰学”的一部分流入日本，有医学知识的传教士们给民众治病就医，但停留在个人行为的范畴。1868 年的明治维新结束了持续 260 多年的

① 此部分内容主要参考了吉原和和田（2008）、岛崎（2011）、前田（2016）等的观点。

德川幕府时代，日本开始走上近代化之路，西方大量的技术、制度开始源源不断地被引进到日本，其中也包括与医疗相关的制度。

明治元年（1868 年）明治政府就宣布今后要引进西方的医学教育和医学技术，并于 1874 年制定了决定现代日本医疗制度基石的“医制”（医疗制度）。根据岛崎（2011）的分析，1874 年的举措在以下三个方面具有重大意义：第一，它确定了此后日本的医学教育以西医为主，并在此医学教育基础上建立了医师开业执照制度；第二，医院与医生的培养紧密相连；第三，确定了医生开业行医的自由。在上一章我们已经了解到医生“自由开业”是日本医疗提供体系的重要特征，而这一原则早在 1874 年就已经被确定。而关于第一点（以西医为主），因为一时无法培养那么多医生，而且也要保护现有医生的利益，明治政府采取了妥协政策，对已经开业的医生政府允许发放开业执照。但是，未来只承认西医的做法还是受到了汉方医的激烈反对。在经历了几十年的汉方医与西医之争后，1906 年日本政府制定了《医师法》，该法规定包括开汉方诊所的医生都必须考取西方医学的资格，汉方医与西医之争以西医的全面胜利宣告结束。此后，日本的传统医学就被边缘化，没能像中国、韩国等国家那样在现代医学教育和医疗体系中确立自己的地位。

与欧洲相比，包括日本在内的亚洲各国中，收容贫民和传染病患者的宗教设施极少，而这些设施在西方是现代医院的起源。19 世纪 80 年代以后，随着现代工厂制度的扩大，贫困、传染病等社会问题日益严重，日本也开始出现红十字会、济生会等以济民为目的的慈善医院。与此同时，各大学的医学部也出于教育目的设立了附属医院，地方政府也先后建立了公立医院。但是，这些官方和半官方的医院并没有在第一次世界大战前日本医疗提供体系中占主导地位，由个人诊所扩大的民间医院迅速增加，20 世纪 20 年代中期以后民间医院的数量超过了官方医院。

现代医学的普及和发展也带来了医疗费用的高涨。一些先进企业开始效仿外国的先例实施企业内的互助制度，以应对工人的疾病风险。1918 年第一次世界大战结束后日本经济严重萧条，而且受十月革命影响工人运动也日益高涨。为了缓和劳资矛盾，1922 年，在内务省主导下日本制定了第一部社会保险法规——《健康保险法》。日本的《健康保险法》效仿了德国的医疗保险，采用劳资双方共同负担保费的社会保险方式。有条件的企业可以组建企业内的“健康保险组合”，这样的健康保险被称为“组合管掌健康保险”，可以自定保费。组合管掌健康保险带有明显的企业福利性质。而日本的健康保险与德国最大的不同在于，对于那些没有条件单独组建健康保险组合的中小企业，政府另设了“政府管掌健康保险”，由政府统一管理，并给予一定的财政补助。作为一个后发工业国，日本的医疗保险从一开始就带有较强的政府主导性质。

《健康保险法》制定后的 1923 年 9 月，日本发生了关东大地震，造成巨大的人员和经济损失，《健康保险法》被迫推迟到 1927 年才正式实施。起初，该法律仅包括适用《工厂法》和《矿业法》企业中的体力劳动者，不包括被扶养家属。[①] 1935 年以后，随着日本社会逐渐进入备战状态，国家对企业的控制逐渐加强，《健康保险法》的适用范围也扩大到制造业和矿业以外的其他行业。1942 年，蓝领（工人）和白领（职员）的健康保险实现统一，同时，职工的被扶养家属也被纳入保障对象之内（但只报销医疗费的 50%）。

二、20 世纪 30 年代至 1945 年：战时体制下的医疗保障

在很多福利国家，社会保障制度的发展和战争有不可分割的关系，尤其是日本，像国民健康保险、厚生年金等主要社会保障制度都是在战时体制下建立的（鍾，1998）。但是，历史又是复杂的，一个重大的社会制度的形成往往是众多原因交错作用的结果。国民健康保险也是如此，不能把它简单定义为战时政策。作为日本两大医疗保险之一，国民健康保险在 1937 年完成立法，于 1938 年开始实施。国民健康保险的对象是健康保险以外的一般居民，目的之一是增强国民体质，提高士兵的打仗能力。但与此同时，《国民健康保险法》的制定与一批具备先进思想的社会官僚、社会运动家的不懈努力，以及 20 世纪 20 年代以后草根型的医疗利用组织的发展也密不可分（前田，2016）。20 世纪 30 年代，在全球经

① “扶养”与“被扶养”是日本社会保险及税收制度中的重要概念。具有一定的亲属关系并收入低于规定水平、依靠他人（扶养者）维持生计的人即可被认定为“被扶养者”，无须独自负担保费或税金。与中文的“抚养”相比，日文的“扶养”更偏于经济概念，且没有上下辈关系（即低收入的老人可以成为子女的被扶养者）。为了尽可能反映日文的原意，本书采用“扶养”而非“抚养”。

济危机下，日本农村面临严重的萧条和贫困，结核等传染病肆虐，因病致贫的现象非常普遍，国民健康保险的实施也是为了应对当时的农村贫困问题。

与带有明显的劳工保险性质的健康保险不同，国民健康保险是居民保险的一种，主要参照了丹麦等北欧国家的国民保险制度，并根据日本农村的实际情况进行了本土化。起初，国民健康保险采用任意设立医疗组合、居民任意加入的方式，但进入 20 世纪 40 年代，随着战时体制的深化，政府在全国范围内开展了大规模的国民健康保险普及运动。到第二次世界大战结束前夕，该制度的覆盖率达到了 90%以上，为战后的制度重建积累了不少经验。

除了医疗保险，医疗提供体系在战时体制下也经历了很大的变化。一方面，由于战时体制下物资不足，大部分药品和医疗资源（包括医生）都被投入到战争中，导致后方的医院和诊所越来越难以确保所需的医药品。另一方面，为了更有效地集中使用医疗资源，政府大力加强了对民间医院的介入和控制。到战争后期，厚生省试图实行国营医疗制度，所有的医疗机构都被编入到“产业报国会”之下，受政府的管控。然而，随着第二次世界大战结束，这一企图最终没能实现。

三、1945 年至 20 世纪 60 年代：实现“国民皆保险”

1945 年日本战败投降，社会陷入一片混乱之中，医疗保险制度也陷入名存实亡的状态。尤其是国民健康保险，在严重的通货膨胀和财政困难的情况下很多组合宣告解散。为了挽救国民健康保险的危机，1948 年日本政府决定对国民健康保险实行“公营化”，即地方政府代替民间的国民健康组合直接管理国民健康保险。接着在 1953 年加大了中央政府的财政补助力度，避免了国民健康保险的解体。

到 20 世纪 50 年代中期，日本经济恢复到第二次世界大战前的水平，社会趋于稳定，政治方面形成了“1955 年体制”。[①] 受战后凯恩斯经济学和福利国家思潮的影响，新成立的自由民主党也把“建设福利国家”写入党纲，并把实现

① “1955 年体制”指自民党长期执政，社会党为第一在野党的政党分布。该体制从 1955 年持续到 20 世纪 90 年代，成为战后日本政治体制的代名词。

“国民皆保险”列为主要社会政策之一。1957—1960 年，所有市町村（最基层的地方政府）都建立了国民健康保险，没有参加企业健康保险和战后新成立的公务员共济组合①等医疗保险的所有国民均强制加入所在市町村的国民健康保险。1961 年 4 月，缴费制的国民年金也开始实施，日本社会保障制度正式进入“国民皆保险皆年金”时代。

国民皆保险皆年金体制又被称为“1961 年体制”，直到现在依旧是日本社会保障体系的基本框架，也反映了日本社会保障制度的基本特征。在医疗保险方面，首先它继承了第二次世界大战前的主要制度，有稳定雇佣关系的企业职工及被扶养家属通过雇佣关系参加健康保险，自营业者以及没有工作的人通过所在地参加国民健康保险。其次，医疗保险的管理运营极度分权化，由全国几千个保险者（参保机构）分散管理。再次，在 20 世纪 60 年代初期，不同的制度之间、被保险者本人和家属之间，能享受的医疗保障水平有很大的差距。最后，医疗保险（尤其是国民健康保险）财政对政府的依赖程度很高。国民健康保险参保人的收入水平普遍低于健康保险，而且企业职工退休后也要转入到国民健康保险，很难实现财政自立。因此，在扩大国民健康保险的过程中，中央政府的财政补助（日语为“国庫負担”）提高到了保险支付的一半。加上对政府管掌健康保险的补助，公共医疗保障对财政的依赖度达到 30%以上。这种社会保险与一般财政的混合模式在当时不是很普遍，但后来韩国、中国在实现全民医保时也采用了类似的方法（李，2011）。

国民皆保险的实现不仅意味着人们看病有了制度保障，同时它还意味着绝大部分医疗服务被纳入受政府管理的保险范围之内，因此对服务方而言，如何在国民皆保险体制下确保与政府的谈判能力、保证保险收入就变得至关重要。这一时期，在“政治巨人”武见太郎的领导下，日本医师会与厚生省展开了激烈的博弈。最主要的问题无疑是医疗服务的官方价格即“诊疗报酬”。诊疗报酬制度最初是厚生省和医师会给政府管掌健康保险而协商制定的服务价目表，之后其他健康保险也照搬此诊疗报酬给医生支付医疗保险费用。日本战败后，联合国司令部

① 20 世纪 50 年代，公务员、私立学校教职工等特殊职业人群纷纷成立了自己的共济组合（如国家公务员共济组合、私立学校教职工共济组合等）。这些共济组合提供综合的保障服务，既有年金，也有医疗保险。

认为以往的诊疗报酬中医生的技术费用和物品费用混淆不清，要求把技术费从药品、注射等费用中分离出来另设点数。这一改革涉及同一时期进行的医药分业，对医生和医院而言可以说是生死攸关的重大改革。1958 年，历经波折后政府拿出了一个妥协案，制定甲乙两套诊疗报酬表供医疗机构选择，其中甲表对医院有利、乙表对诊所有利。① 20 世纪 60 年代，日本经济处于高速增长期，物价上涨率较快，因此，每两年一次的诊疗报酬修订，医师会要求的诊疗报酬总额的大幅提高，与健康保险组合连合会（以下简称健保连）等支付方和政府形成严重对立，几度出现医生总罢工等极端事态。

除了国民皆保险的实现，这一时期还有几个重要的变化值得提及。一是在 1960 年成立的医疗金融公库的资助下，民间医疗机构（尤其是医疗法人）快速增加，扭转了战时体制下公共医院占优势的格局，形成了现在的民间医院主导地位；二是撤销了诊疗报酬的地区差距（大城市和其他城市、农村之间的差距），1963 年实现了全国统一价格；三是撤销了保险医疗中的限制性诊疗，只要是在保险目录里的药品和检查，医生可以自由选择。

无论是医疗保险制度还是医疗提供体系，战后日本医疗制度的基本框架和特征在 20 世纪 60 年代业已形成，这一时期是日本医疗保障体系的形成期。

第二节　20 世纪 70 年代至 80 年代：医疗保障政策的转折期

在日本医疗保障的历史沿革中，把 20 世纪 70 年代和 80 年代放在一个阶段可能让人觉得意外，因为前者是在 60 年代的基础上医疗保障得到进一步充实、发展的时期，而到 80 年代，医疗政策的主旋律发生了 180 度的大转变，如何控制医疗费、减少财政压力变成改革的主要目标。但是如果换一个视角，我们可以把 80 年代的改革视为对“1961 年体制”的修正，因为六七十年代的医疗保障水

---

① 直到 1994 年的诊疗报酬改革，甲乙两表才被统一。

平提高主要依靠的是政府的大量财政投入，可以说是以史无前例的经济增长为前提的。80 年代的财政调整是低增长环境下对医疗费用负担结构的修整，目的是强化“1961 年体制”的可持续性。当然，80 年代也是日本医疗保障应对老龄化的开始，因此更准确地说，80 年代改革有双重性质，既是对高增长时代的调整，也是医保应对老龄化的开始。

一、“福利元年”和老人医疗费免费制度

20 世纪 70 年代是战后日本经济社会发展的重大转折点。一是持续了近 20 年的经济高速增长在 1973 年的石油危机后突然结束，经济进入中增长时代（增长率 4%~5%）；二是 1970 年 65 岁以上人口超过 7%，日本社会正式进入老龄化时代。毫无疑问，这两大变化给日本的社会保障带来了极其深远的影响，主要归结为两个方面。一方面是社会保障的财政问题。20 世纪 60 年代，在史无前例的经济快速增长的背景下，同时也受战后福利国家思想的影响，日本政府大幅度增加了对社会保障的财政投入。1961 年初步实现“国民皆保险皆年金”后，年金、医疗、社会救助、社会福利等各项制度的保障水平在 20 世纪 60 年代都被大幅度地提高。这些福利扩充的财源大都来自政府财政，而不是提高社会保险的保费。从图 2-1 可以看到，国库（中央财政）占国民医疗费的比重从 20 世纪 50 年代中期的约 12%增加到 1970 年的 25%，翻了一番。这种方式在经济快速增长、政府税收丰富的时代是没有问题的，但是随着经济增长放缓，国家的财政收入开始吃紧，政府越来越难以支撑日益膨胀的社会保障支出。到 20 世纪 70 年代，财源问题成为日本社会保障改革的主要议题。

另一方面，人口老龄化使得社会对社会保障的需求与日俱增。当时领取社会养老金的人还比较少，大部分老年人的生活依赖于家庭供养。20 世纪 70 年代初，健康保险对被扶养家属的医疗费的支付比率只有 50%，国民健康保险和健康保险之间在保障水平上也有很大的差异。医疗费负担成为老年人及其家属的主要后顾之忧，国民对医疗保障的需求也很大。

1973 年被称为日本的“福利元年”，在这一年年金、医疗两大社会保障制度的保障水平都有了跳跃式的提高，基本赶上了其他发达国家的水平。医疗保障方

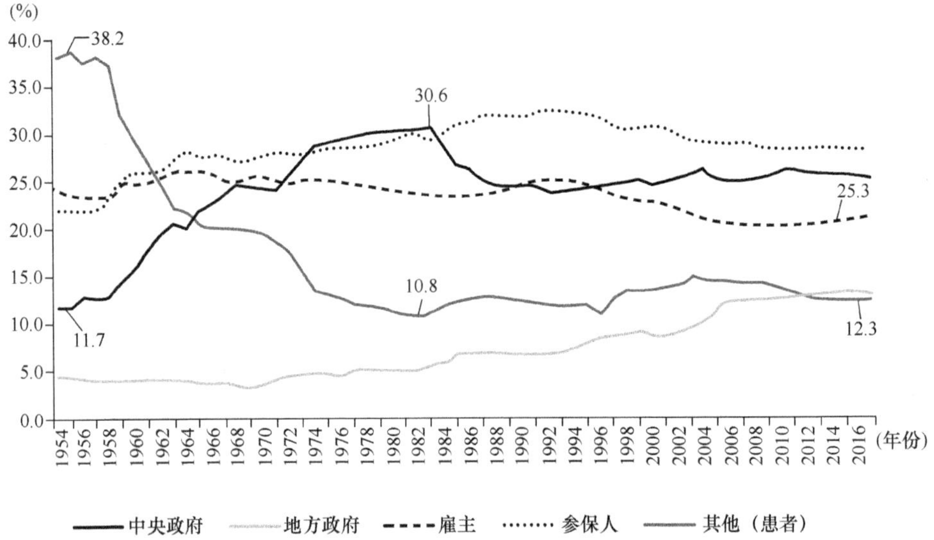

图 2-1　日本国民医疗费的财源构成

资料来源：厚生劳动省，2016. 国民医疗费［EB/OL］.［2020-02-22］. https://www. mhlw. go. jp/toukei/list/37-21. html.

面的变化主要有以下三点。

第一，提高了医疗保险的支付水平，把各制度的最低保障水平统一到 70%。在 20 世纪 60 年代刚实现皆保险时各保险制度之间以及参保人和被扶养家属之间，保障水平是不同的。尤其是被扶养家属（包括很多老年人）的保障水平只有 50%，如果患上重大疾病，医疗费对家庭的影响还是非常大的。1973 年以后家属的保障水平也提高到 70%，大大缩小了制度间差距。

第二，在医疗保险中，创建了高额疗养费制度。即使是 30%的自付比例，如果遇上重大疾病家庭负担还是非常沉重的。高额疗养费制度的目的就是为了防止灾难性医疗费对家庭的影响，从根本上防止因病致贫。由于当时健康保险参保人本人的自付比例为零，所以在健康保险中创建该制度时的保障对象是被扶养家属，后来该制度扩大到国民健康保险等其他制度。高额疗养费制度根据患者的年龄和家庭的经济承担能力设定负担上限（按月），超过上限的医疗费由医疗保险全额支付（详见第三章）。

第三，实行了老人医疗费支付制度。在以上两个减轻患者负担的保障制度之外，对于70岁以上老年人的本人负担部分，国家通过地方政府进行全额补助，实现老年人医疗费零负担。后来，这一举措被认为是日本医疗保障史上最大的失败，不仅导致了医疗费的暴涨，也引发了“社会性住院”（老人和家属把医院当成老人机构长期住院）和医疗机构功能的扭曲。[①]

不管是出于制度合理化的要求还是出于政治意图，20世纪70年代初的这一系列措施大大提高了医疗保险的保障水平，减轻了患者负担。从图2-1可以看到，短短几年内国民医疗费中的患者负担比例从20%左右下降到15%以下。如果说1961年是从形式上实现了国民皆保险，经过60年代渐进式的保障水平提高和1973年“福利元年”，国民皆保险体制有了实质性的内涵。同时，这些措施也带来了国民医疗费的急剧增加，尤其是给政府财政带来了极大的压力。

二、创建老人保健制度

就在田中政权大幅度扩充社会保障的1973年年底，中东发生了石油危机。1974年，日本经济经历了战后第一次负增长。1975年以后虽然经济有所好转，但增长率比以前减少了一半，进入中增长时期。高增长时代的结束也意味着以往依靠政府财政的社会保障筹资模式难以持续下去。在20世纪70年代后半期，虽然社会保障制度由于制度惯性还继续扩充，但对社会保障财政的危机感也迅速膨胀。1979年，当时的大平内阁试图模仿欧洲福利国家新开增值税（VAT），但是没能得到国民的支持，自民党在大选中惨败。扩大新财源被拒，政府只能从削减支出下手，由此启动了20世纪80年代一系列的旨在减少政府财政负担的改革，其第一步就是用老人保健制度代替老人医疗费支付制度。

如上所述，1973年的老人医疗费支付制度是由政府负担70岁以上老年人的医疗费。由于患者没有经济负担，加上医疗机构趁机大大增加疗养型病床，导致

---

① 当时的田中角荣内阁之所以不顾大藏省和厚生省的反对实行该制度，主要出于政治原因。20世纪60年代末到70年代初，日本政界刮起“革新”旋风，东京、名古屋等主要城市的市长均被主张社会公平、环保、福利的左派政治家所掌握，纷纷实施了包括老年人医疗费补助在内的各种福利措施。处于劣势的自民党被迫在社会保障政策上采取大举措，其中之一就是老人医疗费支付制度。

老年人医疗费剧增。1982年新设老人保健制度的主要目的是把老年人的医疗费负担从政府转向社会，让财政上尚有余力的健康保险组合来共同分担老年人的医疗费。具体做法是，中央政府负担老人医疗费的20%，都道府县和市町村两级地方政府各负担5%，剩下的70%由各医疗保险制度按人数均摊（称为“据出金”）。同时也向患者象征性地征收定额费用（门诊一个月400日元、住院一天300日元）。除了医疗费用的分摊机制，老人保健制度还对医疗费的支付方式进行了改革，在医疗机构分类中新设了老人保健设施，对该设施的费用采用定额支付制度，而不是一般的按项目收费。

考虑到企业职工退休后由健康保险转入所在地的国民健康保险，让健康保险支付老年人的医疗费是符合社会保障的互助精神的，同时也促进了制度之间的公平。虽然企业不情愿，但在财政重建的政治口号下不得不接受这一改革。20世纪80年代以后日本的老龄化速度加快，老年人医疗费进一步膨胀，老年人医疗费的负担问题一直持续到21世纪初。

三、1984年大改革：转向控制医疗费

如果说老人保健制度的摸索从20世纪70年代后半期就已经开始了，那么，1984年的医疗保险大改革是在20世纪80年代初暴风骤雨般的新自由主义改革（包括铁路、通信、烟草等国有行业的民营化）中提出来的。1979年增开新税种被否决后，为了实现财政收支平衡，（当时的）大藏省大幅削减了包括医疗费在内的社会保障预算，并要求把医疗费的上涨率控制在经济增长率以内。考虑到人口老龄化和医学的进步，这一要求实质上等于削减医疗费。① 另外，一些医疗机构通过“过度诊疗”“浓厚诊疗”牟利的行为也频频被媒体曝光，减少医疗费的浪费（日语为“医疗费适正化”）也被列为改革的目标（或借口）之一。

在这样的环境下，20世纪80年代中期，老年人以外的医疗保险制度也发生

① 1984年预算案中医疗预算被大幅削减，被要求“从一切角度彻底压缩医疗费的上涨，同时推进医疗保险改革，促进给付和负担的公平化与合理化，摆脱过度依赖国库负担的结构，迎接老龄社会”（吉原，和田，2008）。

了重大变化。第一，健康保险中第一次设置了参保人本人①的患者负担，自付比例为10%。② 从此以后，健康保险的支付水平一路下降，1997年下调到80%，2003年再到70%，至此与其他医疗保险完全统一。第二，在国民健康保险制度中新设了退职者医疗制度。这一制度是为了保证退休职工及家属在成为老人保健制度的对象（70岁）之前，享受与以前的健康保险同等水平的医疗保障。60~69岁的企业退休人员和家属的医疗费从国民健康保险财政分离出来，由本人的保费与原来的健康保险分担（这部分也叫“据出金”），从而减少政府负担。第三，完善了高额疗养费制度。对慢性病患者和有一人以上高额患者的家庭，设立了减免和合算制度。第四，下调了国民健康保险中国库负担的比例，由总医疗费（保险支付+患者负担）的45%改为保险支付的50%，按总医疗费计算相当于39%左右，比以前下降了6个百分点。

这一时期除了医疗保险改革之外还有以下几项改革：一是《医疗法》的修改和医疗计划的引进。战后的《医疗法》是1948年制定的，此后近40年没有进行过重大修改。高速增长时代随着医疗保障制度的充实，医疗服务的供给总量也迅速增加，同时也出现了医疗机构分布不均、分工不明确等问题。1985年修订的《医疗法》首次引进了“地区医疗计划”，都道府县必须制定地区医疗计划，二级医疗圈规定必要的病床数、医疗机构间的分工合作、医疗服务人员的确保等。对那些病床过多的地区，政府可以限制病床数。③ 这在以自由行医为传统的日本医院历史上是一个重大的变化。另一个变化是引进了特定疗养费制度。日本的医疗保障注重医疗服务的平等性，因此医疗保险禁止对同一患者的同一疾病混合使用保险范围以内的治疗和保险范围以外的治疗（混合治疗禁止原则）。然而，医疗技术的突飞猛进提出了如何在不牺牲平等性的前提下保证患者对先进医疗的需求这一新问题。特定疗养费制度允许在指定特定医疗机构（如大学附属医院、国立癌症中心等）实验性地使用尚未列入保险范围的先进技术。除此之外，单间病房、

---

① 当初的对象是有20年以上厚生年金记录的职工。

② 政府原计划是20%，后来因各方反对，加上自民党在年底的选举中大败，决定暂时从10%出发，逐渐提高到20%。同时，为防止患者本人的负担过重，对参保人本人也适用高额疗养费制度。

③ 1985—2006年的20年里《医疗法》被修改了五次（详见第六章）。

牙科的高额材料等也是特定疗养费的对象，这些可以与保险医疗混合使用。

20世纪80年代的改革对以往主要依靠财政补贴提高保障水平的医疗保险制度进行了重大调整，在财政吃紧的情况下，让健康保险组合分担政府的负担。除此之外，还降低了健康保险的支付水平，使不同制度之间的差距逐渐缩小。政府之所以能不顾资方和健保连等团体的反对要求企业承担更多，主要原因是在80年代“小政府”“日本型福利社会”等新自由主义言论下，减少财政赤字成为高于一切的改革目标。而经团连（日本经济团体连合会）会长土光敏夫担任政府改革小组（第二次临时行政调查会）的负责人，也在一定程度上减少了改革的阻力。厚生省反复强调，1984年的改革是为了让医疗保险制度在21世纪老龄社会更具可持续性，但是田多（2007）主张80年代改革的主要性质是减轻国库负担，应对老龄化只是借口而已，因为上述改革并没有明确提出老龄化社会需要什么样的社会保障制度。作者也认为，80年代的医改与其说是应对老龄化的开始，不如说是对六七十年代“低负担高福利”保障模式的修正，反映的是当时的“日本型福利社会”这一意识形态。

第三节　20世纪90年代至21世纪初：全面应对老龄化

一、创建护理保险（介护保险）

进入20世纪90年代后，日本的社会保障进入了与以前完全不同的阶段，最主要的变化是超乎预想的少子老龄化。自1970年进入老龄化社会后，老龄化一直是社会保障制度改革的关键词，但在20世纪七八十年代，老龄化还是未来的事情，还没有成为影响每一个人、每一个社会制度的现实。但是，到1994年65岁以上人口比率超过14%（如图2-2所示）。日本进入老龄社会后，人们开始切身地感觉到老龄化带来的变化和问题。而20世纪90年代新出现的“少子化”，使老龄化速度超过了政府事先预想的水平，应对少子老龄化成为社会保障制度改革的至高命题。问题是 90 年代初泡沫经济破灭后，日本经济受巨额企业负债、金融改革失败、国内消费萎缩、自然灾害频发等多重影响，长期处于停滞状态，无论是企业、个人还是政府都失去了经济余力。经济停滞不仅导致了社会保障的财源不足，还导致了就业难、结婚难、新贫困等一系列社会问题。

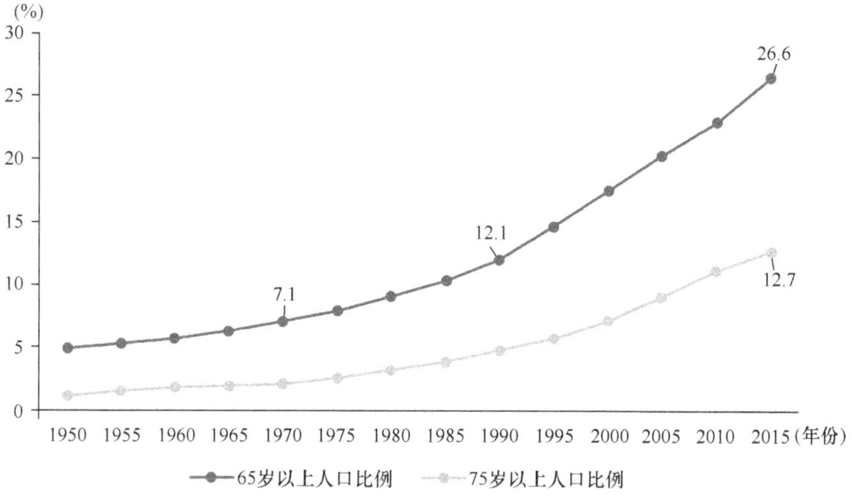

图 2-2　日本的老龄化

资料来源：内阁府，2019. 高龄社会白书（2019 年版）［EB/OL］.［2020-02-10］. https://www8. cao. go. jp/kourei/whitepaper/w-2019/html/zenbun/index. html.

在这些深层次的结构性变化下，20 世纪 80 年代以控制社会保障支出为主要目标的改革逐渐暴露出其局限性，一系列新的社会问题需要社会保障制度去应对和缓解，一味地追求“小政府”只能使这些危机进一步恶化。因此，20 世纪 90 年代的社会保障政策，一方面延续了 80 年代的抑制路线（尤其是年金和医疗），另一方面在老年人护理、儿童福利等社会服务领域加强了政府责任，开始为 21 世纪的超老龄社会做准备。这一时期的最大变化是 1997 年完成立法、2000 年开始实施的护理保险（《介护保险法》）。①

从 20 世纪 80 年代后半期开始，日本就探索超老龄社会中老年人的医疗和护

① 在儿童福利等少子化对策方面，政府开始增加投入是在 21 世纪以后。

理问题。老年保健制度并没有从根本上解决“社会性住院”问题，大部分中等收入的老年人由于没有适当的去处只好长期住疗养性医院，而以往的政府全额负担的老年人福利制度越来越难以应对迅猛增加的照护需求。1989 年，政府终于新开了消费税（税率 3%），并承诺该税收收入全部用于老年人的年金、医疗和护理服务。为了实现这一承诺，1989 年厚生省制定了“高龄者保健福祉推进十年战略”（俗称“黄金计划”），开始大幅度加强老年人的日间照料、访问护理、康复护理等服务的基础设施建设和人员培训。1994 年，进一步提高了原有的各项目标，在 10 年期满之前重新制订了“新黄金计划”。这些硬、软件的扩充为护理保险制度的实施奠定了坚实的基础。日本在老年人护理保障方面最终选择了结合社会保险和民间供给的模式，这与医疗领域的长期实践和积累是密不可分的。

二、控制医疗费

在备受瞩目的护理保险背后，作为传统社会保障制度的代表，医疗保险制度继续为快速膨胀的医疗费和负担问题而苦恼。在筹资方面，20 世纪 90 年代医疗保险改革的主要手段是提高患者负担，因为企业已经没有余力承担更多负担。1997 年，健康保险参保人的本人自付比例从 10%提高到 20%。以 70 岁以上老年人为对象的老人保健制度的患者负担也从定额改为 10%，一部分有高收入的老年人再提高到 20%，老人保健制度的年龄也从 70 岁逐步提高到 75 岁。

2003 年，健康保险参保人的本人自付比例再次从 20%上调到 30%，至此，医疗保险之间的支付差异终于完全消失。健康保险的保费计算标准从月收入变为（包括奖金在内的）总报酬制。纵观世界各国，30%的自付比例可以说是上限，靠自付比例的提高控制医疗费的做法已经到了极限。2003 年以后，医疗改革的重点从提高参保人负担转向医疗保险制度本身的改革，并进一步扩大到支付方式、医疗计划、社区医疗等医疗服务提供体系。

这一时期的医疗保险除了上述的消极改革外，也有几项积极的改革。如 1997 年实现了 24 小时完全看护，从此病人家属就不用亲自或雇用护工（日语为“看病人”）来看护病人，大大减轻了患者和家属的经济负担。另外，作为少子化对策的一环，3 岁以下儿童的医疗费负担从 30%下调到 20%，2008 年进一步扩大到

6 岁以前的学龄前儿童。[①]

三、2006 年医疗大改革

21 世纪初，在强有力的小泉内阁下日本的社会保障制度改革在几个领域都有了较大的突破。2004 年实行了年金大改革，引进了“保费上限固定制”“宏观经济链接机制”等应对老龄化的重大措施。紧接着在 2006 年医疗方面也有了大规模的制度变更，被称为医疗保险的结构性改革。

第一，创建了新的老年人医疗制度，取代了之前的老人保健制度和退职者医疗制度。自 20 世纪 70 年代以来，老年人医疗费一直是日本医疗保障的核心问题之一。1982 年的老人保健制度建立了由各健康保险共同分担老年人医疗费的财政机制，但由于费用关系不明确，加上快速老龄化导致健康保险的“据出金”负担日益沉重，引发了企业的强烈不满。1983 年，健康保险组合对老人保健制度的“据出金”占总收入的 13%，到 1999 年增加到 40%，2002 年进一步增加到 44%。也就是说这些健康保险组合的近一半的保费收入用来支付老年人的医疗费。1999 年，健保连发起拒绝缴费运动，有 97%的健康保险组合参加，促使政府不得不承诺对老年人医疗制度进行根本性的改革。但在严峻的经济形势下，改革的过程异常艰难。在长达 10 年以上的摸索、博弈、妥协后，终于在 2006 年制定了新的老年人医疗制度。[②] 图 2-3 是新旧老年人医疗制度的比较，新制度按年龄把老年人分为“前期高龄者”（65~74 岁）和“后期高龄者”（75 岁以上以及 65 岁以上卧床不起的老人）。对后者新设了“后期高龄者医疗制度”。与之前的老年保健制度相比，新制度是一个完全独立的医疗保险制度，公费负担由老人保健制度的 20%提高到 50%（参照了护理保险的公费负担比例），剩余部分由后期的高龄者本人的保费以及各健康保险的支援金构成。与采用市町村单位的国民健康保险不同，新制度采用以都道府县为单位的“广域连合”。对于 70~74 岁老年

---

① 很多地方政府还另设儿童医疗费补助制度，对患者负担进行全额补助（年龄不等，有些地方有收入上限）。

② 其间出现过各种各样的改革方案：老年人单独保险方式、由原来的医疗保险负责的一贯方式、完全一元化方式、年龄风险调整方式、老年人医疗和国民健康保险一体运营方式等（島崎，2011；吉原，和田，2008）。

人则继续维持制度间财政调整机制。老年患者负担比重70岁以上为20%，75岁以上为10%，被认为有足够收入的老年人为30%（但是老年人的高额疗养费的上限比年轻人低）。

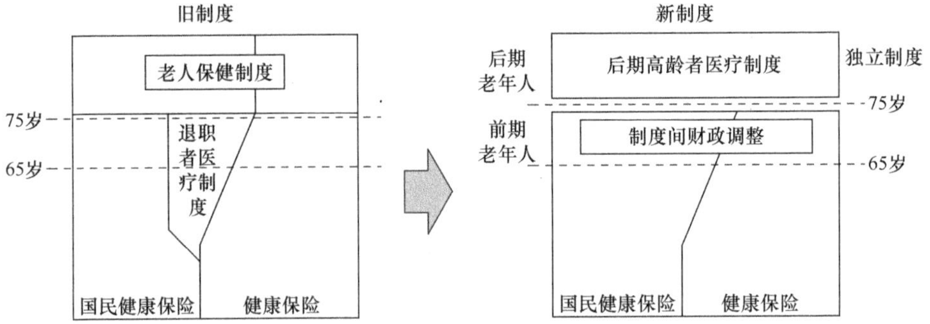

图2-3　新旧老年人医疗制度的比较

资料来源：島崎謙治，2011．日本の医療：制度と政策［M］．東京：東京大学出版会，287；作者对其进行了部分修改。

第二，拥有80年历史的政府管掌健康保险废止了政府直接管理，改为由新成立的"全国健康保险协会"（民间法人）管理，名称也改为"协会健康保险"。此项改革反映了小泉内阁推行的民营化和地方分权路线①，不仅保险管理机构被民营化，保费费率也从全国统一费率改为以都道府县为单位的费率。各地方的协会健康保险可以根据都道府县的医疗费情况定不同费率。新设立的后期高龄者医疗制度和协会健康保险均采用了都道府县制，为日后国民健康保险的都道府县化奠定了基础。

第三，加强了对生活习惯病的预防，以40~74岁人群为对象的特定健康诊断及特定保健指导成为保险者的义务。在此之前，40岁以上人群的健康教育、健康咨询、健康检查等保健事业属于地方自治体（市町村）的责任范围，经费由地方政府负担，实施率只有20%左右。随着老龄化的加深，心脑血管、癌症等

① 民营化以前，政管健保（政府管掌健康保险）和公共年金由厚生劳动省的社会保险厅统一管理。但是由于保险管理中出现的种种弊端和丑闻，20世纪90年代以后要求改革社会保险厅的呼声很高。2004年小泉内阁决定解散社会保险厅，新建"全国健康保险协会"和"日本年金机构"分别管理协会健保和公共年金。前者于2008年、后者于2010年正式开始运作。

生活习惯性疾病的比重增加，医疗费占到总医疗费的一半左右。增加民众的保健知识、加强健康管理不仅可以延长每个人的健康寿命，而且有助于控制医疗费。日本政府在2000年和2002年分别制定了《健康日本21》和《健康增进法》，从制度上加强了对生活习惯病的管理。2006年的改革继承了这一趋势，同时把保健事业的财政负担从政府转移到保险者，试图通过加强保险者功能来降低医疗费。

除了2006年的医疗保险改革，当时还有一个话题引起了广泛的争议，即是否要全面放开混合诊疗。如前所述，为了应对患者医疗需求的多样化，1984年新设了特定疗养费制度，还没有纳入保险范围内的新技术、新药品在指定医疗机构可以与保险治疗并用。到了21世纪初，以美国的医药界和保险业带头，日本国内主张放松管制的经济团体（如经济财政咨询会议、规制改革与民间开放推进会议等）跟随，要求全面放开混合诊疗的呼声一度非常高涨，具有新自由主义倾向的小泉首相也支持混合诊疗的解禁。但是混合诊疗的解禁遭到厚生劳动省、医师会、健保连、患者团体等医疗相关团体和组织的强烈反对，最终小泉政权也放弃了全面放开案，但在2006年新设了保险外并用疗养费制度，取代了之前的特定疗养费制度。保险外并用疗养费制度在维持混合诊疗禁止的大原则的基础上，放宽了保险外治疗的范围。而2016年开始实施的患者申请疗养制度（日语为“患者申出疗养制度”）则更进一步放宽了患者的选择诊疗范围（详见第五章）。

第四节　2010年以后至今：探索21世纪新型医疗保障制度

回顾从20世纪90年代到21世纪初的医疗改革，可以说改革的主旋律还是医疗费控制和老年人医疗费的分担问题。超出政府预想的经济低迷和少子老龄化，加上频繁的自然灾害带来的财政负担，都给日本的医疗保障制度改革带来了极大的困难。为了应对医疗费用的急剧增加、减少政府的财政负担，在20世纪

80年代，政府要求企业共同分担老年人医疗费。而到20世纪90年代以后，在全球竞争下企业的负担能力也到了极限，费用负担的对象转移到个人（提高自付比例）和医疗机构（降低诊疗报酬）。这一系列改革主要是通过医疗保险制度来进行的，至2006年的医疗保险大改革告一段落。

然而，人口的老龄化并没有停止而是进一步加深。到2025年，人口规模庞大的第一代婴儿潮（1947—1949年出生）将全部超过75岁，加入后期高龄者的行列，医疗和长期护理都要面临更加严峻的挑战。眼下的医疗（和长期护理）制度改革就是为迎接“2025年问题”做准备。在医疗方面，医改的重点从医疗保险制度和诊疗报酬的调整转向医疗（服务）提供体系的改革，同时继续探寻更加公平、合理、可持续的费用负担机制。

一、从“医院完结型体系”转向“社区完结型体系”

首先让我们通过社会保障制度改革国民会议①的报告了解日本政府及学界对21世纪医疗保障制度发展方向的认识（社会保障制度改革国民会議，2013）。该报告认为，日本现在的医疗体系仍然是“70年代模式”，与老龄化时代的需求格格不入。所谓“70年代模式”是指在平均寿命不到70岁、疾病结构以青壮年的急性病为主的时代，通过急救、治疗、康复而最终实现回归社会的“医院完结型”的医疗体制。但是现在，平均寿命已接近90岁，疾病结构也以慢性、老年性疾病为主，多数人需要一边与多种疾病共存，一边继续生活。在这样的环境下，医疗就无法在医院内部完结，需要从医院走向社区、走向家庭，逐步向“社区完结型医疗”转移，并与长期护理、生活支援等服务紧密连接，构成“社区综合照护体系”。

在欧洲，早在20世纪七八十年代政府就开始减少急性病床，让患者尽可能早日康复出院，回到社区。然而，日本的医疗提供体系以民间为主，政府只能通过医疗计划和诊疗报酬间接地影响医疗提供体系。1985年引进的“地区医疗计划”的作用也只是限制新增病床，并不能削减原有的病床数量。现在，日本的医

① 该会议是根据2012年《社会保障制度改革推进法》，在内阁成立的临时审议会，目的是为社会保障制度改革出谋划策。2013年提交报告书后解散。

疗提供体系存在病床过多、功能分化不明确、人员配置相对稀少、医务人员劳动强度大等问题。而20世纪80年代以后，严格的医疗费控制政策也加重了医疗机构和医务人员的负担，以往的改革路线无法继续，医疗服务的提供体系本身也要进行根本性的改革。

其实，早在21世纪初，厚生劳动省就提出，21世纪医疗提供体系改革的基本方向是：以地区的医疗需求为中心促进医疗机构和病床的功能分化，减少急性期、亚急性期和恢复期的病床数，扩大社区医疗和家庭医疗，与形式多样的老年人居住设施连接。21世纪头十年的医疗提供体系改革基本是按照这一思路进行的，通过建立病床功能报告制度、提高社区医疗和家庭医疗的诊疗报酬等手段，引导医疗机构削减现有病床，把更多的资源转向社区（详见第六章）。

在深度老龄化社会，医疗与长期护理的分界也越来越模糊，在社会保障制度改革国民会议报告中两者被放在同一个部分论述（其他两个是少子化对策和年金）。众所周知，日本的介护保险与医疗保险是两个独立的社会保险制度，但从患者或服务利用者的角度看，医疗和长期护理又往往很难区分。因此，如何加强医疗和长期护理的连接，实现无缝对接（日语为“切れ目のない連携”），是近几年社会保障制度改革的重点。在社区，一方面医疗和长期护理的连接主要是通过构建“社区综合照护体系”，把社会资源网络化来实现；另一方面对那些需要高度医疗服务或家属无法照看的老年人群，也需要提供形式多样的居住型、医养结合型的设施。2017年废止了原来的“介护疗养病床”，新设了“介护医疗院”，后者的目的是对那些需要长期疗养的患者提供医学管理、看护、临终关怀等医疗服务以及日常生活照顾。换言之，就是让疗养型医院向长期护理机构靠近，在医院内部实现医养结合。

二、从“按年龄负担”转为“按能力负担”

21世纪10年代，医疗保险在2006年大改革的基础上进行了小幅度的制度调整，重点是负担的公平化、合理化。

2015年，就国民健康保险的财政问题以及对后期高龄者医疗制度的支援金问题进行了如下改革。国民健康保险的财政问题是医疗保险的老问题，加上近年来地方经济的衰退和人口流失，导致有些地方的国民健康保险规模缩小，难以维持。2015 年改革一方面加大了政府对国民健康保险的财政支援，并把国民健康保险的财政责任主体从市町村扩大到都道府县①（相当于我国的省），以确保制度的可持续性。

关于后期高龄者医疗制度支援金的负担方式，以前采用按照参保人人数平均分摊的方式，导致协会健保和一些财政能力相对较弱的保险组合负担偏重。2015 年改革引进了“全面总报酬制”，支援金比例与各组合参保人的总报酬（包括奖金）挂钩，加强了负担的公平化（これからの医療保険制度の在り方を考える研究会，2016）。

自 1973 年引进高额疗养费制度和老人医疗费免费制度以来，老年人在医疗保障体系中成为长期被照顾的人群。但在长期的经济低迷中，年轻人的就业和收入状况均有恶化，“老年人 = 弱势群体、年轻人 = 强势群体”的模式发生了变化。因此在近年的社会保障制度改革中，费用负担原理逐渐从“按年龄负担”转向“按能力负担”，政府要求一定收入以上的老年人承担更多的负担。近几年的医疗和护理保险制度改革频频上调了中高收入老年人的负担比例（如护理保险的自付比例、高额疗养费制度的负担上限等），均可理解为“按能力负担”的体现。

三、健康寿命与临终医疗

最后简单介绍近几年日本医疗保健领域的两个热门议题——“健康寿命”和“临终医疗”（日语为“終末期医療”）。

由事后治疗转向事前预防，是全世界医疗保健政策的主要趋势，日本也不例外。2000 年，厚生劳动省启动了“21 世纪国民健康增进运动”（简称“健康日本 21”），呼吁国民改善生活习惯，重视一级预防。为了把“健康日本 21”具体化，2002 年还制定了《健康增进法》，把健康增进作为国民的义务，并加强了各级政府以及用人单位、学校、保险者等在健康增进方面的责任。根据该法，2006 年起对 65 岁以上的老年人开始“介护预防健康检查”，接着从 2008 年起对 65 岁

---

① 市町村政府继续负责医疗保险证的发放、保费的征收等具体业务，同时还负责管辖范围内居民的健康管理等保健事业。

以下的人也开始了“特定健康检查”。在后者中，腹围①、血压、血糖、中性脂肪超过一定指标的人就被定义为“代谢症候群”（日语为“メタボリック・シンドローム”），要接受保险者的健康指导。2013 年，“健康日本 21”进入第二阶段，这次的主要目标是延长健康寿命和缩小健康差距。据《2018 年厚生劳动白书》，2010 年的健康寿命为男性 70. 42 岁、女性 73. 62 岁；到 2016 年延长到男性 72. 14 岁、女性 74. 79 岁，分别延长了 1. 72 岁和 1. 17 岁，并超过了同一时期平均寿命的延长年数。虽然在有些领域（如禁烟）尚有需要改进的地方，但总的来说，在保健和预防方面日本的制度体系还是相当完善的。日本在医疗领域的良好表现不仅得益于充实的医疗保障制度，也得益于从胎儿到老人的预防保健体系。

临终医疗即人生最后阶段（指死亡前几个月到一年）的医疗问题也是近几年关注的热点之一，因为超老龄化社会也是高死亡率的社会。在以往的价值观和医疗体系中，给患者提供最好、最先进的医疗服务，尽可能地延长其寿命被认为是正确的。但现在人们越来越关注临终期的生活质量（QOL），认为患者个人的选择和感受也应该得到尊重。但在这个问题上政府和医师都会采取谨慎的态度，因为临终期也分很多种，每个人的判断能力和家庭情况也不一样。

图 2-4 是 2017 年实行的“关于人生的最终阶段的医疗”的调查结果。被问及希望在什么地方度过临终期时，即使在都没有恢复的可能性的条件下，根据病情的种类和严重程度，回答有很大的差异。

由此可以得出一个结论：不是所有人都希望在家里死亡，要根据病情而论。在情况 2（癌症末期）中选择医院或老年人福利机构的人中间，64. 7%的人是担心家属的负担过重，还有近一半（49. 9%）的人担心家属无法照顾。这说明如果有完善的社区医疗和社区综合照护体系，给患者和家属足够的医疗和精神上的支援，选择家庭的人可能会更多一些。即便如此，在家庭规模越来越小、空巢老人和单身老人越来越多的现在，不能把居家医疗过度理想化，而是在医院和居家的中间发展更多类型的照护和居住场所，让人们根据各自的需求选择。这也是超老龄化时代医疗和护理制度发展的方向。

① 日本肥胖学会的标准为男性 85 cm、女性 90 cm。

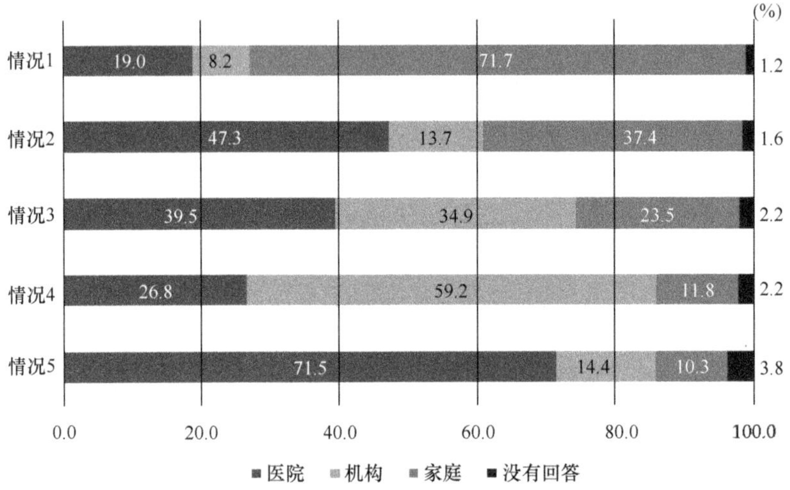

情况1：癌症末期，可以进食，也没有剧烈的疼痛，意识和判断力和平时差不多。
情况2：癌症末期，饮食和呼吸有困难，单没有剧烈的疼痛，意识和判断力和平时产不多。
情况3：重度心脏病，生活不能自理，但意识和判断力和平时差不多。
情况4：认知痛，生活不能自理且很衰弱。
情况5：交通事故后半年以上没有意识，经管摄取营养且很衰弱。

图 2-4　希望在什么地方度过临终期

资料来源：厚生劳动省，2019. 平成 29 年度关于人生最终阶段的医疗的意识调查结果［EB/OL］［2019-08-20］. https://www.mhlw.go.jp/toukei/list/dl/saisyuiryo_a_h29.pdf.

（日本东京经济大学经济学部　李莲花）

第三章　医疗保障制度体系

医疗保障制度由多种制度构成，通常包括医疗保险、医疗救助、公费医疗等实现手段。其中，医疗保险还可以分为社会医疗保险模式和商业医疗保险模式。如第一章中关于日本医疗保障制度总体框架的内容所述，日本的公立医疗保障制度属于典型的社会医疗保险模式。经过近一个世纪的发展，日本现行的医疗保障制度已经形成了一套完整的体系。

日本医疗保障制度体系的核心是社会医疗保险制度，被称为“国民皆保险”，同时还有一个重要的制度安排，即医疗救助。但是，日本的医疗救助是日本公费医疗的一项重要内容。由于日本的公费医疗制度非常复杂且内容繁多，现在总共有20多项公费医疗的内容，在这些内容中，依据《生活保护法》实行的医疗救助是其中一项重要的内容。此外，日本的医疗保险制度中还有一个特殊的高额疗养费制度，该制度是日本社会医疗保险制度的内容之一，其目的是为了让社会医疗保险的参保人群，在产生了相对其家庭经济状况来说超高的医疗费用时，不要陷入医疗费用负担过重的困境。除了这些公共医疗保障制度之外，作为一个商业保险高度发达的国家，日本还有众多的商业保险机构和民间非营利机构（如全民共济、县民共济）提供的商业医疗保险。

日本现行医疗保障制度体系所包含的基本内容如图3-1所示。

第一节　社会医疗保险制度

日本实行“国民皆保险”，不管是日本国籍还是外国国籍，只要被允许可以

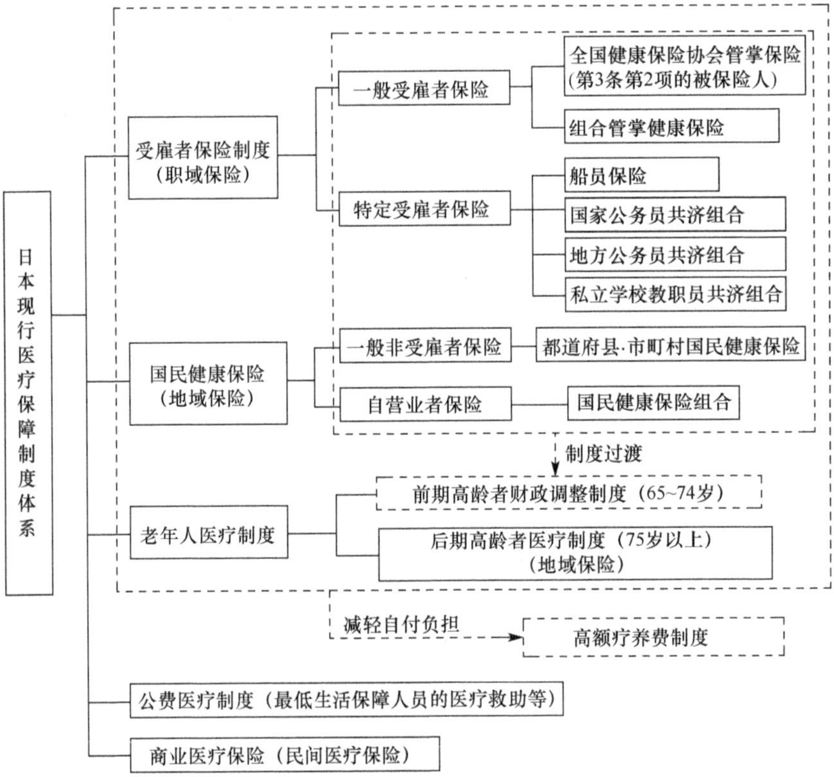

图 3–1　日本医疗保障制度结构

资料来源：羅小娟，2011. 中国における医療保障制度の改革と再構築［M］. 東京：日本僑報社，125；作者修改制作。

在日本居留 3 个月以上的人，全部都有必须加入社会医疗保险中的相应一项的义务。至于加入何种公立的医疗保险，参保人可以自由选择，而必须根据加入者的年龄、职业、居住地域来决定。另外，加入者本人如果不是户主的话，要根据户主的职业、年龄及居住地域来决定应该加入何种医疗保险。但是，无论加入者最终加入哪种医疗保险，他（她）都可以根据自己的判断或需要来自由选择就诊的医疗机构和就诊频度。这种公立医疗保险体制在日本被称为“自由就诊制度”。有了这种“自由就诊制度”，居民生病时，只要有保险证且自己承担一部分医疗费用的话，就可以自由地享受到必要的医疗服务。

因此，日本的医疗保险种类较多，构成复杂，是通过一系列的医疗保险制度来组织和实施的。截至2018年3月末，日本全国各类社会医疗保险的保险者（人）合计共有3 243个。[①] 从制度本身来说，根据职业、地域和年龄，又可分为三大类。（1）受雇者保险（日语为"被用者保険"），又称"职域保险"，是以职业领域为基础的各种被雇佣者保险，相当于我国的职工医疗保险。参保对象为企业职工、政府机关工作人员、公共事业人员等在职职工及其家属。（2）国民健康保险，又称"地域保险"，是以居住地域为基础，相当于我国的居民医疗保险。参保对象为自营业者、农民以及自由职业者等其他人群。（3）老年人医疗制度（日语为"高齢者医療制度"），是以75岁年龄为划分基础的前期高龄者财政调整制度和后期高龄者医疗制度，也属于"地域保险"。其中，后期高龄者医疗制度属于与前两项制度相应的独立制度。

一、受雇者保险

（一）基本结构

根据日本《健康保险法》，受雇者保险基于参保对象的职业，其基本构造可以分为四个部分：一是健康保险，参保对象是受雇于通常有员工5人以上的企业的正式在职劳动者及其家属；二是船员保险，参保对象是船员及其家属；三是公务员保险，参保对象是国家公务员和地方公务员本人及其抚养的老人和家属；四是私立学校教职员保险，参保对象是私立学校教职员工及其家属。另外，从承保机构（保险者）的角度，受雇者保险又可分为健康保险、各种共济组合和船员保险。

在受雇者保险的四个组成部分中，最基本的是健康保险。健康保险根据受雇者所属企业规模的大小又分为由中小企业雇员加入的全国健康保险协会管掌的健康保险（简称协会健保），由大企业雇员加入的组合管掌的健康保险（简称组合健保）。组合健保又根据被保险人人数的不同，可以分为单一组合和综合组合。单一组合是由1家企业组织的组合，被保险人人数规模为700人以上；综合组合

① 厚生労働省，2018. 我が国の医療保険について：各保険者の比較［EB/OL］.［2020-03-24］. https://www.mhlw.go.jp/stf/seisakunitsuite/bunya/kenkou_iryou/iryouhoken/iryouhoken01/index.html.

是由同种同业的多家企业共同组织的组合，被保险人人数规模为 3 000 人以上。

截至 2018 年 3 月末，协会健保有 1 个保险人，参保人数共有 3 893 万人，其中被保险人为 2 320 万人、被扶养人为 1 573 万人；组合健保有 1 394 个组合作为保险人，参保人数共有 2 948 万人，其中被保险人为 1 649 万人、被扶养人为 1 299 万人。①

根据共济各法，共济组合包括国家公务员共济组合、地方公务员共济组合和私立学校教职员共济组合。截至 2018 年 3 月末，各种共济组合一共有 85 个保险人，参保人数共有 865 万人，其中被保险人为 453 万人、被扶养人为 411 万人。②

船员保险是以船员这一特定劳动者为对象，也属于社会医疗保险体系中的受雇者保险。船员保险的被保险人是根据《船员法》第一条规定被船舶所有人所使用的人员，是强制性被保险人。船员保险的运营主体即保险人是全国健康保险协会。船员保险有非常鲜明的特色。首先船员保险事故的范围极为广泛，包括职务上和职务外的事故。其次，船员保险的待遇不仅有疾病给付，还包含失业给付、年金给付（只相当于工伤的部分）等综合性的社会保险内容。最后，给付的内容除了与上述其他受雇者保险相同的部分之外，也充分考虑到船员工作的特殊性。截至 2018 年 3 月末，船员保险的参保对象大概为 10 万人。③

（二）待遇给付

在日本的社会医疗保险制度中，原则上无论加入哪一种医疗保险，其待遇给付基本上都是一样的。虽然各自所加入的保险不同，各项保险制度关于疾病预防和增进健康计划的内容多少会有些差异，但是正如上文所述，由于加入者不能自由选择哪种社会医疗保险，所以，其医疗保险的给付内容丝毫不会因为加入的保险有差异而受到影响。不管加入哪种社会医疗保险，其待遇给付的对象都包括住院费、门诊医疗费、精神疾患的定期治疗费、处方药费、上门护理费、齿科治疗

---

① 厚生労働省，2018. 我が国の医療保険について：各保険者の比較［EB/OL］.［2020-03-24］. https://www. mhlw. go. jp/stf/seisakunitsuite/bunya/kenkou_iryou/iryouhoken/iryouhoken01/index. html.

② 厚生労働省，2018. 我が国の医療保険について：各保険者の比較［EB/OL］.［2020-03-24］. https://www. mhlw. go. jp/stf/seisakunitsuite/bunya/kenkou_iryou/iryouhoken/iryouhoken01/index. html.

③ 厚生労働省，2018. 我が国の医療保険について：各保険者の比較［EB/OL］.［2020-03-24］. https://www. mhlw. go. jp/stf/seisakunitsuite/bunya/kenkou_iryou/iryouhoken/iryouhoken01/index. html.

费等。另外，关于医疗费用自己应该承担的自付比例，各医疗保险制度也都是一样的，只不过根据年龄和收入不同，所自付的比例有所不一样。以截至 2018 年 3 月末的现在情况来说，未满 6 岁（义务教育入学前）的儿童，医疗给付比例为 80%，自己负担比例为 20%；从满 6 岁（义务教育入学后）的儿童到未满 70 岁的老年人，医疗给付比例为 70%，自付比例为 30%；70 岁以上到未满 75 岁的老年人，医疗给付比例为 80%，自付比例为 20%［但税后年收入与现役劳动者持平的（现役劳动者平均税后年收入为 145 万日元以上）的老人，医疗给付比例为 70%，自付比例为 30%］；75 岁以上的老年人，医疗给付比例为 90%，自付比例为 10%（但税后年收入与现役劳动者持平的老人，医疗给付比例为 70%，自付比例为 30%）。

受雇者保险的待遇给付主要包括医疗给付和现金给付两部分。医疗给付的内容主要有：诊疗费、药剂与治疗材料费、处理与手术费、在家疗养及看护费、住院及看护费、住院伙食疗养费、上门护理费、高额疗养费等。当然，这些医疗给付待遇不仅对被保险人本人适用，对被扶养人同样也适用。

现金给付的内容主要有：分娩育儿家庭一次性津贴、丧葬津贴、伤病津贴、分娩津贴。但是，其中伤病津贴只限于被保险人本人由于工作业务之外的原因需要疗养而不能工作的期间可以领取，最长可以给付一年零六个月，给付金额标准为本人伤病前的最近 12 个月标准报酬日额的三分之二。另外，分娩津贴仅限于被保险人本人产假中（从产前 42 天至产后 56 天）可以领取，给付金额标准为本人分娩前的最近 12 个月标准报酬日额的三分之二。

二、国民健康保险

（一）基本结构

国民健康保险是以自营业者、依靠年金生活者（75 岁未满的退休人员）、非正式雇佣劳动者及其家属等，以及未加入受雇者保险或后期高龄者医疗制度的农民、失业人员等所有居民为对象的保险制度，适用于日本国的所有行政区和特别区。国民健康保险又可以分为医生、律师、美容师、艺术家等自营业职业人群加入的国民健康保险组合（简称国保组合）和由农民、依靠年金生活者、非正式雇佣劳动者、失业人员等其他非职业人群加入的市町村国民健康保险（简称市町村国保，2018 年 4 月以后改为都道府县·市町村国保）。国民健康保险以居民家庭为单位，各成员都必须加入，所有参保者都是被保险人。

国民健康保险的组织管理机构，即保险者是市町村（特区）和国民健康保险组合。其中，市町村作为保险者组织管理的国民健康保险，随着老龄化影响加剧和区域社会的衰退及患者负担减轻等情况的变化而逐步陷入了财政运营不稳定的困境，所以在 2018 年 4 月以后，改革为都道府县和市町村共同组织管理的新模式。在新模式中，都道府县对国民健康保险的财政运营承担责任，成了国民健康保险实质上的保险人；市町村继续承担征收保险费和促进保健事业实施的工作。即在新模式中，国民健康保险实际上演变为由都道府县和市町村共同承担的“多层次保险者”。

截至 2018 年 3 月末，国民健康保险的保险者数共有 1 716 个，被保险人为 2 870 万人；其中 70%以上的被保险人为依靠年金生活的退休人员或非正式雇佣劳动者及无职业人员。[①] 因此，与受雇者保险相比，国民健康保险的被保对象中，相对来说低收入层人员更多。

（二）待遇给付

国民健康保险的待遇给付也是主要包括医疗给付和现金给付两部分。医疗给付的内容主要有：诊疗费、药剂与治疗材料费、处理与手术费、在家疗养及看护费、住院及看护费、住院伙食疗养费、上门护理费、高额疗养费等。当然，这些医疗给付待遇都是只对被保险人本人适用。从 2018 年的实际执行情况来看，现金给付的内容主要有：分娩育儿一次性津贴、丧葬费。

正如上一部分所述，与受雇者保险相比，国民健康保险在医疗给付方面待遇基本一致，但是，在现金给付方面，没有针对被保险人本人的伤病补助金和产期分娩补助金。所以，整体来说，待遇水平比受雇者要低。

---

① 厚生労働省，2018. 我が国の医療保険について：各保険者の比較［EB/OL］.［2020-03-24］. https://www.mhlw.go.jp/stf/seisakunitsuite/bunya/kenkou_iryou/iryouhoken/iryouhoken01/index.html.

三、老年人医疗制度

（一）基本结构

日本现行的老年人医疗制度是根据2006年通过的《老年人的医疗保障法》（日语原文「高齢者の医療の確保に関する法律」，简称「高確法」），从2008年4月开始实施的，由前期高龄者财政调整制度和后期高龄者医疗制度两部分组成。这两部分的制度在本质上是不一样的。前期高龄者财政调整制度着眼于65~74岁老年人群的参保率，是为了消除由于65~74岁的老年人集中在某一保险者中而带来的不同保险者之间保险费用负担的不均衡。因此，前期高龄者财政调整制度是医疗保险财政调整的环节，本质上不是一个独立的制度。所有作为对象人群的65~74岁老年人，各自都还是原本加入的医疗保险制度的加入者，被保险人资格和状况不发生变更。

前期高龄者给付费在进入上述的财政调整制度前，大约有80%由市町村国保等负担，其他保险者大概只负担20%（如图3-2所示）。而市町村国保由于原本聚集了大量的低收入人群，保险基金收入低，这就更加大了市町村国保的保险财政压力以及与其他保险人之间的差距。所以，实行财政调整，平衡各保险人之间的负担不均衡，可以使各制度达到均衡和稳定。通过调整，前期高龄者给付费中，各保险者所占的负担比例是市町村国保为35%，其他保险者共为65%。根据2019年的估算，前期高龄者财政调整制度的加入人员大约1 680万人，保险财政大约7兆日元。① 前期高龄者财政调整制度的给付待遇与上文所述的受雇者保险和国民健康保险基本一致。

另外，在前期高龄者财政调整制度中，被保险人资格不用发生变更是最重要的一点。而在后期高龄者医疗制度中，一旦年满75岁，被保险人包括被扶养者的参保资格就要进行变更，所有的后期高龄者都要变更为单独的被保险人，以被保险人个人为单位缴纳保险费。后期高龄者医疗制度是将75岁以上老年人（包括65~74岁被认定为有某种程度的障碍或长期卧床老年人）作为一个整体的保

① 厚生労働省，2018. 我が国の医療保険について：各保険者の比較［EB/OL］.［2020-03-24］. https://www.mhlw.go.jp/stf/seisakunitsuite/bunya/kenkou_iryou/iryouhoken/iryouhoken01/index.html.

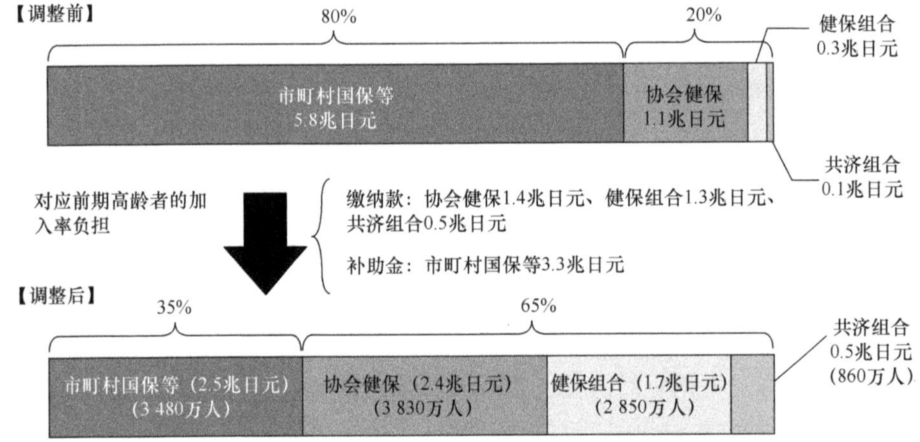

图 3-2　前期高龄者财政调整制度结构图（2018 年度基础预算）

资料来源：吉田，和田，2020. 日本医療保険制度史（第 3 版、全面改訂版）[M]. 東京：東洋経済新報社，1081；Japan Health Policy NOW（JHPN），2017. 日本の医療保険制度［EB/OL］. http://japanhpn. org/ja/section3-1/；作者修改制作。

险团体而实施的独立型保险制度。

（二）后期高龄者医疗制度

后期高龄者医疗制度，虽然没有使用“医疗保险”的字样，但是在制度性质上还是医疗保险。关于这一点，里见（2007）曾指出：后期高龄者医疗制度，虽然在将后期高龄老年人纳为被保险人向其征收保险费和施行医疗给付这种意义上，是采取了社会保险的方式，但是，其从被保险人后期高龄者所征收的保险费总共只相当于医疗给付费用的 10%，剩下的都要由公费和来自其他现役被保险人（受雇者保险和国民健康保险）所缴保险费的支援金来填补（如图 3-3 所示）。所以，与《健康保险法》等规定的其他社会医疗保险制度相比，作为被保险人的后期高龄者所缴纳的保险费只能填补医疗给付费用的很少一部分，也就采用“后期高龄者医疗制度”这一名称了。

后期高龄者医疗制度的保险人即运营主体，是以都道府县为单位的广域联盟（后期高龄者广域联盟），同一都道府县的所有市町村都必须加入同一广域联盟。后期高龄者医疗制度的被保险人是居住在广域联盟区域内的所有 75 岁以上老年

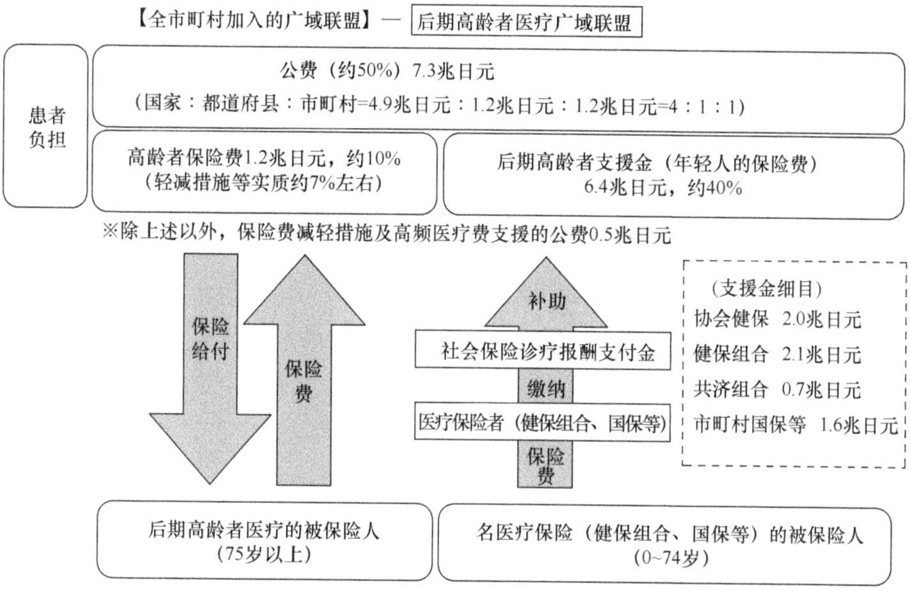

图 3-3　后期高龄者医疗制度财政调整结构图（2018 年度基础预算）

资料来源：吉田，和田，2020. 日本医療保険制度史（第 3 版、全面改訂版）［M］. 東京：東洋経済新報社，1081；Japan Health Policy NOW（JHPN），2017. 日本の医療保険制度［EB/OL］. http://japanhpn. org/ja/section3-1/；作者修改制作。

人（包括 65~74 岁被认定为有某种程度的障碍或长期卧床老年人），而且不分扶养人和被扶养人，所有对象人员都必须加入且缴纳保险费。因此，以前不用缴纳保险费的被扶养人也成为缴费对象了。通过这种方式，后期高龄者医疗制度实现了运营责任的明确化和保险财政的稳定化。

后期高龄者医疗制度的保费不是以家庭为单位，而是以一个个被保险人个人为单位来征收的。保险费按照应能比例（收入所得比例）和应益比例（被保险人均等比例）各半征收。但是，对于低收入被保险者，根据其收入状况可以采取应益比例部分的减轻措施（最高可以减轻 90%）。另外，保险费的征收上限额度为 1 年 50 万日元，而且可以采取从年金中特别征收（直接扣除）的方式（高确法 107 条）。但是，如果年金不满 18 万日元的被保人或者是老年人医疗制度的保险费和护理保险费加在一起超过了年金数额的二分之一的被保险人，也可以适用普通征收方式。后期高龄者医疗制度的保险费由市町村征收，财政运营由后期高龄者医疗广域联盟实行，而且，为了减轻后期高龄者医疗广域联盟的财政风险，国家和都道府县一起共同承担责任。

后期高龄者医疗制度的医疗给付内容与本章上述其他社会保险项目基本一致，只是自付比例有所减轻，一般 75 岁以上的自付 10%，如果达到现役劳动者的收入水平的话，就要自付 30%。

截至 2018 年 3 月底，后期高龄者医疗制度的保险人为 47 个，被保险人为 1 722 万人，被保险人的平均年龄为 82. 4 岁。后期高龄者医疗费用根据 2015 年的预算已达 16. 0 兆日元，其中患者自己负担约 1. 2 兆日元，给付费用约 14. 8 兆日元。①

第二节　高额疗养费制度

一、高额疗养费制度概要

（一）基本结构

高额疗养费制度，如前述图 3-1 所示，是日本社会医疗保险制度的一个补充保障措施，是为了减轻被保险对象（被保险人、被扶养人）因重病等原因长期住院或治疗期拖长时，患者自己（个人和户）负担的医疗费用额度较大而对家庭生活开支造成的影响，减轻被保险对象对医疗费用的自付负担压力，让患者及其家属非常放心的制度，是具有日本特色的医疗保障制度内容。简而言之，就是患者在医疗机构或者药店自己直接支付的医疗费用金额（住院时的伙食费和差额床位费除外），超出了一个月（按自然月，从该月第一天到月最后一天）的自付上限额度时，该超出部分由相应社会医疗保险的保险人来退还的一种结构。也就是说，不管产生了多少医疗费，患者最终自己负担的都只是高额疗养费制度所决

---

① 厚生労働省，2018. 我が国の医療保険について：各保険者の比較［EB/OL］.［2020-03-24］. https://www. mhlw. go. jp/stf/seisakunitsuite/bunya/kenkou_iryou/iryouhoken/iryouhoken01/index. html.

定的“自己负担限额”内的这一部分（如图 3-4 所示）。

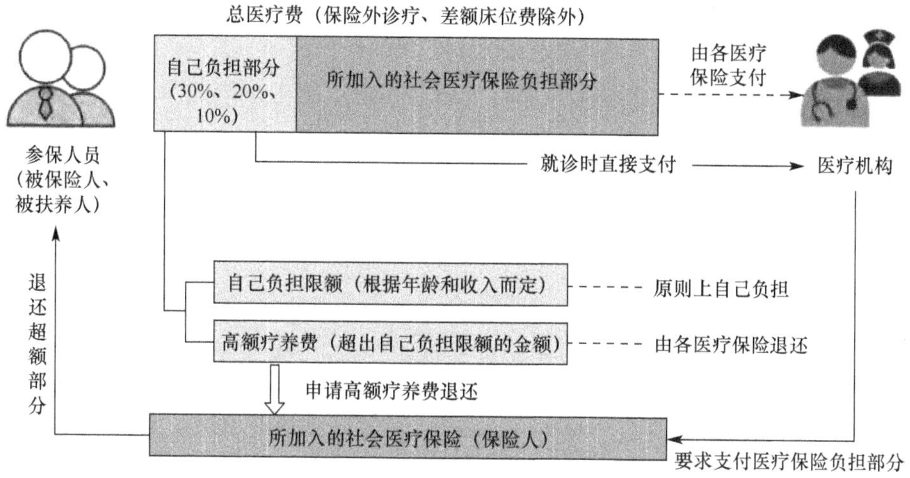

图 3-4　高额疗养费制度结构

资料来源：自由国民社法律书编辑部，2011. 介護保険・医療保険完全ガイド［M］. 東京：自由国民社，62；作者修改制作。

在高额疗养费制度结构中，对于总医疗费，患者自己在就诊时先按 30% 或 20%、10% 的比例来直接支付给医疗机构。这个自付比例与本章前述的社会医疗保险中的按年龄和收入来决定的自付比例一致，这里的年龄主要是按义务教育学龄前后和前后期高龄老年人来划分，收入也主要是按照 70 岁以上老年人与现役劳动者的收入水平持平度来划分。自己负担限额部分也是根据参保人员的年龄和收入水平来决定，但是，这里的年龄分界线是 70 岁，分为 70 岁以上和未满 70 岁两种情况；收入水平也是按 70 岁以上参保人员和未满 70 岁参保人员的所属级别区段来划分。

（二）运行原理

高额疗养费制度的建立是为了减轻社会医疗保险的被保险对象（被保险人、被扶养人）因重病等原因而产生高额的医疗费用时给家庭生计造成的压力。因为有时就算患者只需支付自付比例 10% 的医疗费，这个费用金额对于个人和家庭来说也还是沉重的负担。所以，从这点上来说，高额疗养费制度的运行原则是守住参保患者的负担上限，降低参保患者及其家庭的经济风险。

如图 3-4 所示，高额疗养费制度在基本构造上可以说是社会医疗保险制度内的再一次的再分配，仍然是按照“医保患”三方为当事人的结构在运行。高额疗养费制度的运行原理是，参保人员（被保险人、被扶养人）自己负担的限额因年龄和收入而定，因此，高额疗养费的退还额度最终也因年龄和收入不同而不一样。这一运行模式和原理，既体现了日本社会医疗保险强大的抗风险的保障功能，也维护了代际之间及代际之内的公平，兼顾了负担能力的差异，保证了制度的可持续发展。

高额疗养费制度运行中，一般将未满 70 岁的参保人员的收入划分为五个级别标准，70 岁以上的划分为三个收入级别标准（见表 3-1），根据该标准实行相应的高额疗养费的自己负担限度额标准。

表 3-1　　高额疗养费制度年龄与年收入水平标准（2018 年 8 月以后的最新标准）

<table>
<tr><th>收入划分（未满 70 岁）</th><th colspan="2">收入划分（70 岁以上）</th></tr>
<tr><td>①年收入 1 160 万日元以上</td><td rowspan="3">①达到在岗职工收入水平的收入者</td><td>Ⅲ 年收入 1 160 万日元以上</td></tr>
<tr><td>②年收入 770 万~1 160 万日元</td><td>Ⅱ 年收入 770 万~1 160 万日元</td></tr>
<tr><td>③年收入 370 万~770 万日元</td><td>Ⅰ 年收入 370 万~770 万日元</td></tr>
<tr><td rowspan="2">④年收入 370 万日元以下</td><td>②一般收入者</td><td>年收入 156 万~370 万日元</td></tr>
<tr><td rowspan="2">③低收入者</td><td>居民税免税家庭Ⅱ</td></tr>
<tr><td>⑤居民税免税人员</td><td>居民税免税家庭Ⅰ（年收入 80 万日元以下）</td></tr>
</table>

资料来源：保険相談ナビ，2020. 高額療養費制度とは？基本から申請方法、医療費が抑えられる方法まで！［EB/OL］.［2020-03-10］. https://www.hokennavi.jp/cont/column-knowhow-035/?from=singlemessage#h3LinkA01;作者修改制作。

二、高额疗养费制度的给付

（一）给付条件

高额疗养费制度的给付条件，首先，患者必须具备可以申请给付的资格，这就是患者必须已经加入相应的社会医疗保险，是社会医疗保险的参保人（包括被保险人、被扶养人)；其次，参保人员必须提出给付（退还）申请；最后，参保人自己直接支付的医药费额度已达到制度所规定的相应额度。由于日本社会医疗保险实行的是强制性的“国民皆保险”，所以在正常履行了保险费的缴费义务情况下，患者一般都具备享受高额疗养费给付的资格。但是，在具备申请资格和达到医药费的自付额度时，如果自己不提出申请来请求退还自付部分医疗费的话，是不能享受到这个待遇给付的。

为了方便参保人提出申请手续，保障参保人的权益，制度规定高额疗养费的申请方法分为两种，一是事后办理手续法（申请支付高额疗养费），二是事前办理手续法（利用“限度额适用认定证”）。

事后办理手续法，首先是在医疗机构的窗口按照自己所加入的医疗保险的自付比例，直接支付自己应当负担的医疗费。然后，当自己负担金额超过了高额疗养费制度所规定的金额（自己负担限度额）时，向自己所加入的社会医疗保险的运营主体即保险人进行咨询并办理高额疗养费的支付申请后，再由保险人把超过自己负担限度额的这部分金额，通过银行转入自己账户，退还给自己。这种申请退还手续，一般在就诊后2年内提交医药费收据等申请材料都有效。不过采用这种申请方式要注意的是，就算最终自己负担的医疗费能被控制在高额疗养费制度所规定的自己负担限度额内，个人也必须自己先暂时垫付医疗费。在高额就诊和住院期拖长的情况下，这就很有可能给家庭经济造成巨大压力。

事前办理手续法，首先是在窗口支付之前，就要先向保险人提出申请并获得“限度额适用认定证”。这种申请，也可以由家属代为提出。然后，在医疗机构的窗口支付时，出示该限度额适用认定证，这样自己要支付的医疗费就不是按照所加入的健康保险的自付比例来计算，而是只要支付高额疗养费制度所规定的自己负担限定额度就行。这种申请方式的优点就是个人不用承担垫付超出自己限定额度的医疗费，不会给家庭经济造成压力。所以，只要有限度额适用认定证，承担高额疗养费制度的自己负担限定额就行。对于医疗费负担紧张的参保人来说，最好在住院前或者支付前，事先将限度额适用认定证申请好。

对于上述表3-1所示的70岁以上老年人，如果其收入水平标准为“现役水平收入者（Ⅲ年收约1 160万日元以上）”或“一般”的，通常不用特别办理任何手续，窗口支付的医疗费直接就自动适用高额疗养费制度的自己负担上限额支付体系。

（二）给付内容

高额疗养费的给付内容，从形式上可以分为医疗服务的实物给付（日语为“現物給付”）和医疗费用退还的现金给付（日语为“現金給付”）。医疗服务的实物给付通常是指参保患者在就诊结算时，采用事前办理手续法，出示“限度额适用认定证”，只要在窗口直接支付自己负担上限额的医疗费就可以了，高额疗养费已经通过医院以提供医疗服务的实物形式给付患者了。如果就诊结算时无法出示限度额适用认定证，就采用事后办理手续法，由所属医疗保险以退回超额自付的医药费的方式，实现高额疗养费对患者的现金给付。

不管哪种形式的给付内容，其中可以给付的医疗费是指同一“户”在同一月内（自然月），针对保险适用范围内的就诊所支付的自己负担金额，按照医疗机构分别计算。不过，这里的“户”，不同于居民卡户籍上的“户”，而是按照所加入的医疗保险来划分的“户”（如图3-5所示），同一居民家庭中，加入了同一医疗保险的成员是同一医疗保险“户”。

由于高额疗养费的计算是按自然月内的就诊付费明细单一件件进行确认，所以，如果在多家医疗机构（即使同一家医疗机构的住院与门诊、医科与齿科也要分开计算）就诊，即使是同一患者的自己负担额也不能合算在一起，而是要按不同医院、同一医院的不同科室、医科和齿科先分别计算自己负担额，然后再统计分别计算出的自己负担额的最终总额。最后，高额疗养费是按照这个最终总额来给付。当然，这个最终总额还可以是以医疗保险“户”为单位，按照“整户合算”来计算。例如，图3-5中的祖母与父亲是同一医疗保险“户”，所以父亲和祖母分别产生的医疗费，最终可以按照“整户合算”后的结果来给付高额疗养费。另外，同一“户”在1年内（含最近的12个诊疗月）如果已经享受过3次以上高额疗养费支付的话，从第四次开始自己负担限度额还可以进一步减轻计算，即适用“多次合算”（日语为“多数回該当”）。

高额疗养费可以给付的医疗费主要包括保险范围内的治疗中自己负担的金

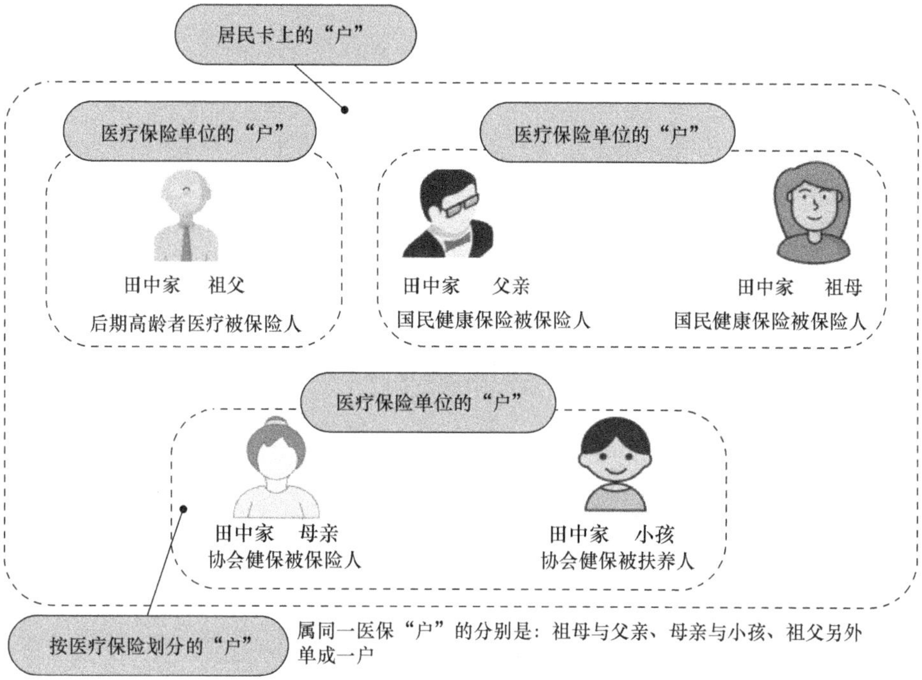

图 3-5　医疗保险上的"户"的意象图

资料来源：大日本住友製薬，2020. 申請方法：世帯合算と多数回該当［EB/OL］.［2020-03-10］. https://healthcare. ds-pharma. jp/health_info/subsidy/high_cost/02. html.（作者修改制作）。

额、自己负担的保险外并用诊疗费、上门护理的特别费用等三大类，都是自己所加入的医疗保险对应的自付费用。这些可以给付的费用都要按不同医院分开计算，且同一医院也要住院与门诊、医科与齿科分开计算。另外，高额疗养费不予给付的费用包括住院时的伙食费、居住费（光热水电费）的标准负担额、差额床位费、用于先进医疗的技术费、保险外并用疗养（评估疗养、选定疗养）所产生的差额费。

高额疗养费的给付内容除了以上这些之外，还有一些针对高额长期疾病的特例而设定的特别给付内容。高额长期疾病的特例，是指针对那些罹患了需要长期接受高额治疗费的疾病的患者，进一步降低他们自己负担的上限额的特例。具体的对象疾病包括血友病、做人工透析的慢性肾功能不全、服用抗病毒剂的后天性免疫不全症候群等。这些疾病的患者可以向全国健康保险协会的都道府县支部提交医生开具的意见书以申请并获得“健康保险特定疾病疗养受疗证”，就诊时只要向医疗机构的窗口出示该受疗证，就可以获得高额疗养费对长期高额疾病负担的减轻。通过这些措施，患者一个月的自己负担也就控制在1万~2万日元之间。此外，高额疗养费制度的给付内容还有针对同一医疗保险户的“高额护理合算疗养费”。

第三节　公费医疗制度

一、公费医疗制度概要

（一）制度定义

日本公费医疗制度作为医疗保障的一环，是指国家或地方公共团体等为了一定的政策目的，以公费（税金）为财源，负担全部或部分医疗费等的制度的总称，是包括创立时期、目的、内容及程序等的复杂制度。实际上，要在这种制度中找出相通的条目内容是很困难的，所以说公费医疗制度的特色是复杂和多样的。

由于公费医疗制度中各项制度的创立都是在当时时代的社会性、经济性和政治性的要求背景下而拟定的，在整体上没有得到切实的整合，没有形成一体化，因此，日本的公费医疗制度是各项公费负担医疗费制度的总称。

（二）制度内容

种类繁多的日本公费医疗制度，根据不同标准大概可以分为四种。第一，根据公费医疗制度与医疗保险制度的成立过程，可以分为：①自医疗保险制度成立以前直到现在还存在的医疗制度；②医疗保险制度成立以后作为医疗保险制度的补充而成立的医疗制度。第二，根据公费医疗与医疗保险的关系方面可以分为：①全额公费（国库）负担；②保险优先。第三，根据公费医疗制度的性质可以分为：①社会防卫性；②国家补偿性；③经济保障性；④福利性（含疑难杂症）。第四，根据制度内容的相关立法依据可以分为：①依据法律内容；②依据预算措施内容的医疗制度。

现在，日本公费医疗制度对应的主要内容，依据第四种区分法，包括依据相关法律内容和依据预算措施内容两大类（见表3-2）。除了这些制度以外，公费医疗还包括公害健康受害补偿制度、医药品副作用受害救济制度中的相应规定内容。还有都道府县独立开办的公费医疗，其制度就更复杂了。现在总共有20多种公费医疗内容。在以上这些内容中，依据《生活保护法》的医疗救助是一个重要的内容。

公费医疗除了给患者提供医疗服务之外，还针对低收入人群和身体残障人群以及经济社会弱势群体减轻医疗费负担，具有多种多样的性质。这些医疗费，有的全部由国家或地方公共团体财政负担，也有的以保险优先。以保险优先的情况是，能由社会保险支付的先给付，剩下的部分（患者负担的部分）由公费来负担。另外，公费医疗有时也会根据患者的收入情况来适当收取费用。

表3-2　日本公费医疗制度的主要内容

基于法律的内容	基于预算措施的内容
· 感染症预防及感染症患者医疗相关法律（如结核预防法）：结核病患者的医疗、住院；1类感染症等患者的住院 · 生活保护法：医疗救助 · 战争伤病人员特别援助法：养病补贴、再生医疗 · 残疾人自立援助法：自立援助医疗 · 儿童福祉法：养病补贴（结核病儿童）、措施医疗（注）等 · 原子弹爆炸受害者援助相关法：认定疾病医疗、一般疾病医疗 · 精神保健及精神障碍者福祉相关法：强行住院、非强制的一般性住院 · 毒品及精神类药物取缔法：强行住院 · 母子保健法：养育医疗 · 心神丧失状态下实施重大加害他人行为的人员的医疗及观察等相关法律：医疗服务 · 预防接种法：预防接种造成健康受害者的医疗费 · 石棉造成的健康受害救济相关法律：医疗费支付	· 特定疾患治疗研究费：国家指定的56种重特大疑难病攻克研究事业的研究费 · 小儿慢性特定疾患治疗研究事业用治疗研究费 · 自立支援医疗费（再生医疗、培植医疗） · 毒气残障人员（第二次世界大战时毒气工厂的工人）医疗费

资料来源：厚生劳働統計協会，2011. 国民衛生の動向（2011/2012）（厚生の指標増刊）［M］. 東京：一般财団法人厚生劳働統計協会：228. 和《新版·社会福祉学習双書》编辑委员会，2001. 新版·社会福祉学習双書（第5卷）：社会保障論［M］. 東京：社会福祉法人全国社会福祉協議会：91-92.（作者整理制作）。

注：日文原文为“措置入院”，意思是政府通过行政安排或命令等措施而强制的住院。

二、生活保护法的医疗救助

（一）救助内容

日本的《生活保护法》是基于无差别平等、国家责任和最低生活保障三原则制定的，作为社会保障制度中最后的安全网，主要内容包括，生活、教育、住宅、医疗、护理、分娩、就业、丧葬八种给付。其中，医疗救助是保障因伤病需要治疗时的支付，是生活保护中救济人数和预算都占很大比重的一个项目。

医疗救助主要是对没有能力缴纳社会保险费的人群、由于要承担医疗保险的自付部分而导致生活贫困的人群、因病没法参加劳动而导致生活困难的人群，提供所需的医疗服务。这些医疗服务费用都由医疗救助直接转给医疗机构，患者自己不用负担。

（二）救助状况

从救助种类人员类型看，接受医疗救助的对象，在 2000 年平均 1 个月是 864 321 人、2010 年是 1 553 662 人、2015 年是 1 775 987 人。到 2018 年 6 月是 1 752 826 人，占全部生活保护对象总数（2 096 838 人）的 83.59%。大部分是针对门诊以外的医疗需求进行的医疗救助。2015 年度的医疗救助费是 1 兆 7 854 亿日元，占生活保护费总额（3 兆 7 126 亿日元）的 48.1%，是一笔庞大的开支。从 2008—2018 年的情况变化来看，无论是从医疗救助人数还是在生活保护中所占比例（见表 3-3）、家庭开始救助的主要理由变化情况（见表 3-4），还是从住院与住院以外及特定疾病类别的医疗救助人员的变化情况（见表 3-5）来看，医疗救助都在生活保护中占据了很大比重，而且基本处于稳中有升的状态。

表 3-3 实际总救助人员与分类别救助人员及救劫率年度变化情况（平均 1 个月）

	2014 年度		2015 年度		2016 年度		2017 年度		2018 年度		对比前年度	
		比例（%）		比例（%）		比例（%）		比例（%）		比例（%）	增减数	增减率（%）
实际总救助人数	2 165 895	100.0	2 163 685	100.0	2 145 438	100.0	2 124 631	100.0	2 096 838	100.0	△27 793	△1.3
救助率（每百人）（注 1）	1.70%		1.70%		1.69%		1.68%		1.66%			
生活救助	1 946 954	89.9	1 927 267	89.1	1 907 334	88.9	1 885 587	88.7	1 851 939	88.3	△33 648	△1.8
住宅救助	1 843 587	85.1	1 842 105	85.1	1 830 131	85.3	1 815 615	85.5	1 792 265	85.5	△23 350	△1.3
医疗救助	1 763 405	81.4	1 775 997	82.1	1 769 543	82.5	1 765 043	83.1	1 751 443	83.5	△13 600	△0.8
护理救助	310 359	14.3	329 999	15.3	348 064	16.2	366 287	17.2	381 383	18.2	15 096	4.1
教育救助	148 462	6.9	142 067	6.6	134 135	6.3	125 246	5.9	116 731	5.6	△8 515	△6.8
其他救助（注 2）	59 357	2.7	56 569	2.6	53 959	2.5	51 520	2.4	49 273	2.3	△2 247	△4.4

资料来源：E-Stat，2020. 平成 30 年度被保護者調査・結果概要データ：表 1 被保護実人員・保護の種類別扶助人員及び保護率の年次推移（1 か月平均）［EB/OL］.［2020-03-10］. https://www. e-stat. go. jp/stat-search/files? page = 1&layout = datalist&toukei = 00450312&bunya_l = 15&tstat = 000001137806&cycle = 8&tclass1 = 000001137807.

注：1. 救助率是用各年度平均 1 个月的实际救助总人数除以总务省统计局发表的人口推算数据“各年 10 月 1 日现在推算人口（总人口）”算出的。但是，2015 年是用“2015 年人口普查等基本统计”的总人口数除的。

2. 其他救助是指分娩、就业和丧葬救助的合计。

3. 表中的对比年度中的△意为比上一年度减少。

表 3-4　　家庭开始救助的主要理由的年度变化情况　　%

	2014 年度	2015 年度	2016 年	2017 年度	2018 年度
伤病	25.9	25.2	25.1	24.9	23.4
紧急援助的医疗救助	3.2	3.4	2.3	2.1	2.0
需要护理状态	0.7	0.7	0.7	0.9	1.0
劳动收入减少或丧失	22.5	21.5	21.2	20.2	19.3
社会保障补助金・汇寄生活补贴减少或丧失	4.6	4.5	4.6	4.6	4.6
存款的减少或丧失	32.2	34.1	35.5	36.6	38.8
其他	10.8	10.6	10.5	10.7	10.9

资料来源：E-Stat，2020. 平成 30 年度被保護者調査・結果概要データ：統計表 3 保護開始の主な理由別世帯数の年次推移［EB/OL］.［2020-03-10］. https://www.e-stat.go.jp/stat-search/files? page=1&layout=datalist&toukei=00450312&bunya_l=15&tstat=000001137806&cycle=8&tclass1=000001137807.

表 3-5　　医疗救助人员按住院与住院以外、精神病与其他疾病分类气度变化情况（平均 1 个月）

年份	总人数	住院				住院以外			
		总人数	精神病	其他		总人数	精神病	其他	
				结核	其他			结核	其他
2008	1 281 837	123 279	56 513	66 766		1 158 558	38 920	1 119 638	
2009	1 406 456	125 820	56 090	69 730		1 280 636	42 561	1 238 075	
2010	1 553 662	129 805	55 841	73 964		1 423 857	47 132	1 376 725	
2011	1 657 093	129 362	55 154	74 208		1 527 731	52 385	1 475 346	
2012	1 716 157	126 595	54 391	72 204		1 589 562	56 152	1 553 410	
2013	1 745 616	123 649	53 105	70 544		1 621 967	60 234	1 561 733	
2014	1 763 406	118 136	50 982	67 154		1 645 270	63 783	1 581 487	
2015	1 775 997	116 279	49 358	66 921		1 659 718	67 371	1 592 347	
2016	1 769 544	113 974	48 427	65 547		1 655 570	69 512	1 586 058	
2017	1 765 042	112 463	47 495	64 968		1 652 579	70 758	1 581 821	
2018	1 751 444	111 127	46 775	64 325		1 640 317	73 106	1 567 211	

资料来源：E-Stat，2020. 平成 30 年度被保護者調査・結果概要データ：統計表 3 保護開始の主な理由別世帯数の年次推移［EB/OL］.［2020-03-10］. https://www.e-stat.go.jp/stat-search/files? page=1&layout=datalist&toukei=00450312&bunya_l=15&tstat=000001137806&cycle=8&tclass1=000001137807.

第四节　商业医疗保险（民间医疗保险）

一、商业医疗保险的现状

（一）保险功能

商业医疗保险在日本被称为民间保险，属于任意保险。从商业医疗保险在日本社会中所发挥的保险功能来看，它是强制性社会医疗保险的一个补充，个人根据自己的需要，可以自由选择是否加入。如本章前文所述，日本的社会医疗保险制度本身体系比较完善和充实，所以，商业医疗保险的补充功能在日本并不如在法国、荷兰等发达国家那样得到充分发挥，日本的商业保险公司长期以来一直比较被动，商业医疗保险的业务仅停留在收取保险费和支付账单方面。另外，根据调查，有90%以上的商业医疗保险合同都是为了享受税收优惠政策的避税选择，几乎很少有考虑风险选择的。

从OECD各国医疗费的财源构成比较来看，日本的医疗费中公共医疗财政支出的比例仅次于荷兰，高达82.1%；而日本的商业医疗保险在该医疗费的支出中仅占3.2%，仅高于瑞典和希腊。① 可见，商业医疗保险在日本医疗费支出中的占比都比较小，所发挥的功能还非常有限。

（二）保险特征

现在日本商业医疗保险的主流，主要是针对被保险人在住院与手术或被诊断为特定疾病时，进行固定金额的现金给付。与国外多以实际产生的医疗费为给付基准的实损填补型的商业医疗保险比起来，以固定金额的给付作为保险的主要保障内容，可以说是日本商业医疗保险的一大特征。另外，定额给付的保险金的用途不仅用于直接的医疗费支出，还可能用于填补就诊交通费及住院产生的生活费

① 内閣府，2014. 年次経済財政報告（平成26年度）：第3節人口減少・高齢化と我が国産業の課題（3 個人向けサービス産業の拡大と財政健全化の両立）［EB/OL］.［2020-03-08］. https://www5. cao. go. jp/j-j/wp/wp-je14/h03-03. html.

或者长期住院所导致的收入减少等多方面的用途。因此，日本商业医疗保险与公立医疗保险的关系并不紧密，一直是作为民间独立的保险商品在发展，这也可以说是它的另一特征。

日本的商业保险公司非常多，如富国生命保险、明治安田生命保险、三井生命保险等不胜枚举。这些公司可以提供生命（人寿）保险、损害（财产）保险、疾病保险等业态的保险。在商业医疗保险方面可以提供终身医疗保险、癌症保险、三大成人病保障保险。

二、商业医疗保险的发展

（一）发展背景

日本的商业医疗保险、癌症保险等被归类为第三领域保险。第三领域保险在20世纪70年代初只允许外国的人寿保险（日语为“生命保险”）公司销售，但是，经过1995年的《保险业法》的彻底改革，在2001年第三领域保险市场得以完全自由化，日本国内保险公司的销售也全部得以解禁。第三领域的保险合同签约份数从此一直呈增长趋势，成为生命保险中的主力商品。近年来，随着“带病或有既往病史的人群”专用医疗保险新产品的登场，在老龄化急速加剧的进程中，以前那些难以加入商业医疗保险的带病的或有既往病史的中老年人，也可以提前为自己的住院或手术的经济风险早做准备了。

在以上这种背景下，商业医疗保险的保有合同份数年年都在增加。日本国内的所有生命保险公司加盟的生命保险协会公布的资料显示，到2013年，民间保险公司签约的单独型保险合同份数有2 998万件，住院与手术保障合同有9 452万件，补充性的医疗保障保险达172万件，国内的癌症保险合同数也增加到了2 116万件。[①] 另外，整个生命保险公司的主合同中提供住院与手术保障的医疗保险主险合同保有件数在2018年也增加到了3 850万件，是上一年度的104.7%（如图3-6所示）。

---

① Life Insurance Association of Japan, 2014. Life Insurance Fact Book 2014. [EB/OL]. (2015-04-16) [2020-03-08]. http://www.seiho.or.jp/english/statistics/trend/pdf/2014.

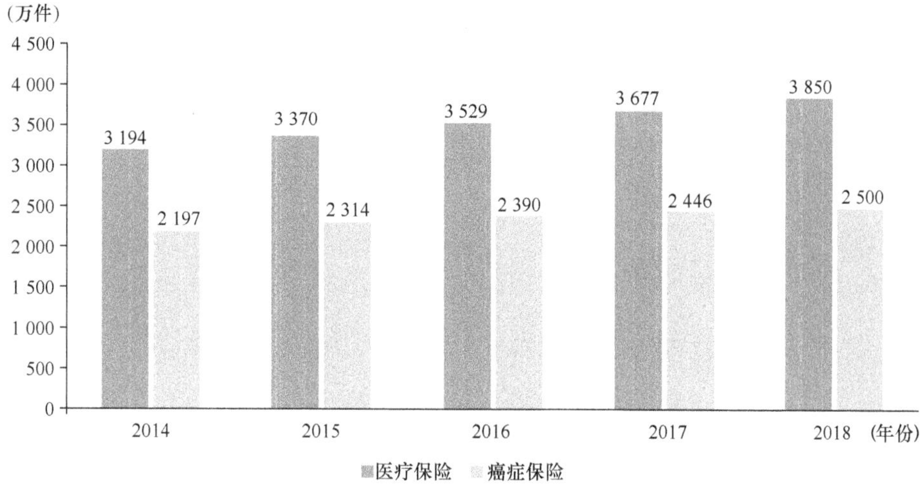

图 3-6　医疗保险·癌症保险合同的保有件数情况

资料来源：日本生命保险协会，2019. 生命保険の動向（2019 年版）［EB/OL］.［2020-03-24］. https://www. seiho. or. jp/data/statistics/trend/pdf/all_2019. pdf.

另外，以医疗保障作为特约内容附加在主险上的特约型保险也有增长。如图 3-7 所示，具有医疗住院和手术保障的保险合同的保有件数中，2018 年度，疾病住院为 7 934 万件，是上一年度的 100. 9%；手术也达到 10 610 万件，是上一年度的 101. 4%。又如图 3-8 所示，住院给付金支付件数为 724 万件，是上一年度的 104. 9%，共支付金额为 7 159 亿日元，是上一年度的 101. 7%；手术给付金支付件数为 441 万件，是上一年度的 105. 8%，共支付金额为 4 449 亿日元，是上一年度的 103. 9%。不管是在件数上还是金额上都有增加。

特别是近年来随着高端医疗发展，相应的治疗费用也越来越高昂，所以在购买民间的商业医疗保险时附加“高端医疗保险特约”的消费者也越来越多。根据厚生劳动省整理的资料，高端医疗费的总额在 2009 年时是 65 亿日元，到 2013 年就增加到了 133 亿日元。[①] 以前，由于高端医疗的实际成果比较少，所以也有

① 保険市場，2015. 公的医療保険と民間医療保険ってどこが違うの［EB/OL］.［2020-03-24］. https://www. hokende. com/life-insurance/medical/columns/differences_in_public_and_private? from=singlemessage.

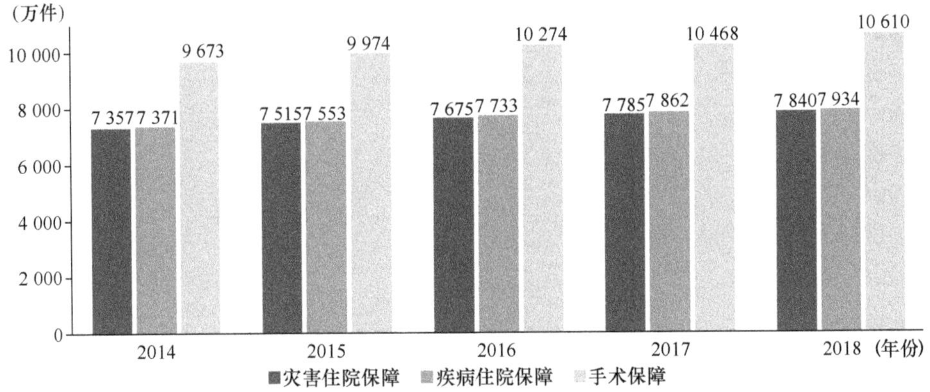

图 3-7　有住院・手术保障的合同的保有件数情况

资料来源：日本生命保险协会，2019. 生命保険の動向（2019 年版）[EB/OL]. [2020-03-24]. https://www. seiho. or. jp/data/statistics/trend/pdf/all_2019. pdf.

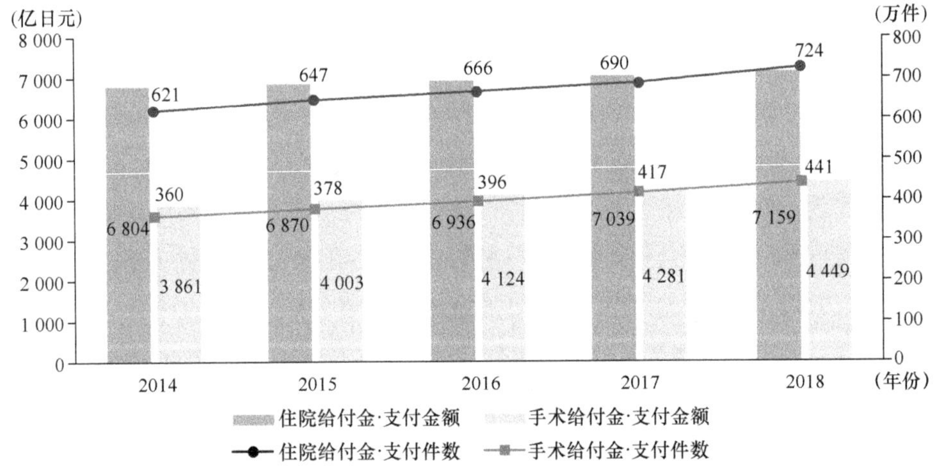

图 3-8　住院・手术给付金的件数和支付金额情况

资料来源：日本生命保险协会，2019. 生命保険の動向（2019 年版）[EB/OL]. [2020-03-24]. https://www. seiho. or. jp/data/statistics/trend/pdf/all_2019. pdf.

人提出了高端医疗保险特约没必要的意见。但是，随着将高端医疗特约保险作为附加险的情况增多，以前因为经济的原因而只能放弃高端治疗的人，现在也能接受高端医疗治疗了，这也是高端医疗费用总额增加的背景。

日本民众中，认为社会医疗保险内容充实的同时，打算对年老后的治疗和住院费用做好经济准备的人的比例高达 70%。这反映的是民众对于年老后的医疗、护理、居住、生活支援等深感不安的情况，也对年老后的风险应对中应该更加充实官民一体的保险服务提出了新的要求。

（二）未来前景

自 2007 年 12 月银行柜台销售保险商品全面解禁以来，日本保险市场的竞争更加激烈，能否获得消费者认可已经成为事关保险公司发展和存亡的大问题。如何让民众对保险行业有信心，让消费者安心地购买保险商品，成为日本金融主管当局和各寿险公司面临的重大课题。但是，人口老龄化和少子化给社会医疗保险带来了压力，同时也给日本商业医疗保险发展带来了更大空间。

随着政府不断提高高额疗养费制度中高收入人群的自己负担限额、开设混合诊疗国家战略特区等，日本也有望产生新的商业医疗保险市场发展空间。还有，随着高端医疗等内容的进一步扩充，虽然已有一部分高端医疗作为特约被纳入了商业医疗保险范围，但是，疾病构造的变化和占日本死亡主因的癌症治疗也比以前更受重视，高端医疗需求扩大，对于商业医疗保险的需求也会逐步改变和扩大。今后的商业医疗保险功能也会随着公立社会医疗保险制度的改革而变化。特别是高收入人群因自己负担的高额医疗费用，将对商业医疗保险的保障产生很多需求。可以预测，今后对于社会医疗保险适用范围外的医疗服务，新的商业医疗保险的作用值得期待。

此外，随着互联网技术日益高度成熟化，日本的互联网商业医疗保险业表现出了多方优势。如 Life Net 生命保险株式会社在日本是影响最大的、以网络销售为唯一销售渠道的保险公司。Life Net 生命保险株式会社成立于 2008 年 5 月，它的营销战略是将保险简洁明了化。这一战略明示了其公司的主张是构造简单、易懂的产品，不主张攻势型营销，同时主张彻底公开信息，以尽量减少信息的不对称性。Life Net 生命保险株式会社开创了保险行业全新的服务模式，是世界上第一家可以通过手机购买保险的寿险公司，是第一家可以提供电话服务至晚上十点的寿险公司，也是第一家随时提供免费保险咨询服务的寿险公司。Life Net 生命保险株式会社的成功得益于其特殊的公司优势，包括产品优势（医疗保险产品，通过网上直销的方法压低费用，使产品具有更高的竞争力），创新营销优势（创造了一个独特的面对面互动与在线沟通相混合的营销方法）和独到的市场定位（吸引终身价值高的年轻客户，以帮助公司建立中期和长期的业务基础）等。

以上这些都为日本商业医疗保险的未来发展前景提供了一个方向，即人口老龄化和少子化、混合诊疗国家战略特区的开设、高端医疗等的内容扩充以及互联网商业医疗保险业的发展，为日本商业医疗保险的进一步发展留下了空间。

日本医疗保障制度的结构正如日本政府一贯倡导的“国民皆保险”原则那样，所有的国民（包括在日本获得一定期限以上居留资格的外国居民）都有相对应的医疗保障制度。首先根据国民的职业领域区分，被用人单位正式雇用的劳动者及其被扶养人都加入受雇者医疗保险，包括针对大企业劳动者的组合健保、针对中小企业劳动者的协会健保、针对公务员和教职员工的共济组合保险及针对船员的船员保险。其次，在职业领域区分中，没能加入任何受雇者医疗保险的自营业者、农民和 65 岁以下退休人员及失业人员等均按照所居住的地域加入相应的国民健康保险。对于 65 岁以上未满 75 岁的老年人有前期高龄者医疗制度作为过渡对策，对于 75 岁以上的老年人有独立的后期高龄者医疗制度来对应。最后，对于生活困难，没有经济能力加入以上职业领域和居住地域的任何医疗保险的弱势群体，采用公费医疗的医疗救助进行兜底。在制度结构上形成了一个完整的全方位对应的“安全网”。在这个完整结构的基础上，又有针对不同的医疗费用负担而设立的高额疗养费制度和商业医疗保险作为补充。其中，高额疗养费制度是针对“安全网”内的个人医疗费用负担而设立的，当患者（个人或整户）的自付负担超出制度所规定的额度而可能对家庭经济负担带来压力时，超出的医疗费用只要是符合相应社会医疗保险范围的，由高额疗养费来支出。对于自己负担的医疗费用如果不属于相应社会医疗保险范围的，可以通过自己购买的商业医疗保险来解决。

日本医疗保障制度体系的这种结构，既从横向上构建了社会医疗保险制度充分完善的内容体系，又在纵向上形成了相互呼应的多层次医疗保障。这也可以说是日本医疗保障制度在世界上走在前列的原因之一。

（上海政法学院政府管理学院　罗小娟）

第四章　医疗费用与医保财政

日本实现“国民皆保险”体制已有60年，在此期间，日本经历了经济增长放缓、“泡沫经济”的崩溃、两次金融危机，再加上快速老龄化的人口因素，能把全民医保体制维持至今实属不易。本章分析在维系医疗保障体系中最为重要的财政环节。

第一节　国民医疗费的范围、结构及发展

一、国民医疗费的统计范围和统计方法

日本早在1961年就实现了“国民皆保险”体制，为国民在伤病时能够安心接受治疗提供了全面保障。只要是为了维持生命健康所需的医疗服务，包括疾病的治疗、康复以及维持身心功能的看护服务，都属于社会医疗保险的适用范围。

每一财政年度①的国民医疗费，即所有医疗机构的医疗费总和，包括各科的门诊费、药店的配药费、住院期间的伙食费、生活费以及上门护理费等。但这里所指的医疗费有两个条件：一是必须是医疗保险范围内的费用，二是必须是为治疗伤病所花费用。因此，尚未能纳入保险范围的高新治疗、入住高级病房的额外费用、治疗不孕不育的费用就不包括在内。此外，正常怀孕、分娩所需费用，以维持和增进健康为目的的体检、预防接种等费用，因身体残障需要安装假眼、假肢等费用也不在范围之内。

国民医疗费的统计，就是对各医疗保险制度、后期高龄者医疗制度和公费医

① 日本的财政年度为每年4月1日到次年3月31日。

疗制度的支付费用以及患者自费负担进行相加得出的总医疗费。具体分为以下三个部分：第一是各医疗制度的支付部分，包括国家或地方公共团体所负担的公费医疗、各医疗保险制度及劳动者灾害补偿保险制度（工伤保险）以及后期高龄者医疗的支付部分，原则上为在该年度中已确定支付的部分。第二是与上述各医疗制度支付相对应的患者自费部分。第三是无医疗制度支付的患者全额自费部分，例如车险赔偿费用、没加入医疗保险而需全额自付的费用。

在计算出总国民医疗费后，厚生劳动省还会根据各种调查数据，分别对不同的财源、医疗服务、年龄段、伤病种类及各都道府县的国民医疗费进行统计。

二、国民医疗费的三个来源

日本的医疗保障主要采取社会保险方式，其核心为医疗保险费的缴纳和享受医疗服务之间的义务和权利的对应关系。这也决定了日本国民医疗费的主要财源是国民缴纳的医疗保险费，而不是像英国国民医疗服务体系（NHS）以税收为主。具体来看，日本国民医疗费的财源主要分为公费支出、医疗保险费和其他费用这三个部分。公费支出包括公费医疗制度、医疗保险制度和后期高龄者医疗制度等的国库负担以及地方公共团体的负担金额。医疗保险费包括医疗保险制度、后期高龄者医疗制度、劳动者灾害补偿保险制度等的给付中雇主和参保人理应负担的部分。其他费用则包括患者负担以及造成伤病的责任方负担的医疗费，例如依据法律对公害造成的健康伤害给予补偿，或基于健康损害救济制度的救济给付等。

日本自20世纪80年代就开始一直摸索抑制医疗费急速膨胀之策，然而国民医疗费整体以及相关的公费支出并未停止增长。无论是医疗保险的给付，还是国家一般会计预算支出中有关医疗保障的公费支出一直持续上升。即便是在小泉纯一郎执政期间（2001年4月至2006年9月），公共事业费和文教、科学振兴费等财政支出均有所减少，而包括医疗在内的社会保障相关支出却仍增加了3.6兆日元，其中仅医疗支出就增长了1.3兆日元。

日本的医疗保险制度从最初的设计开始，公费（政府财政）支出就是其重要组成部分。由于协会健保的对象是未加入健保组合和共济组合的受雇者及其家属，国民健康保险的对象主要是自营业者和非劳动力人口，不同制度的参保人之间的收入水平差距即意味着各医疗制度间的财政差距，而公费支出则能缩小各医疗保险制度间的财政差距。但其支出额伴随着少子高龄化和低收入人群的增加而逐年增长。为确保与国民医疗费整体涨幅相应的公费支出的财源，日本政府于 2014 年 4 月把消费税从 5%提高到 8%，并于 2019 年 10 月再次提高到 10%。

与公费支出及医疗保险费相比，日本的患者负担在历经了数次调整后仍然保持较低水平。一般而言，发达国家的医疗费自费负担整体较低，且欧洲国家普遍认为提高自费负担会抑制必要的就诊，并会剥夺低收入人群的就诊机会，因此对提高自费负担持谨慎态度。但由于日本的医疗制度具有全民医保、医疗服务的实物给付、原则上按诊疗项目支付、尊重就诊自由、以民间为主的医疗服务供给、自由开业医制等特征，政府很难直接控制医疗服务的供给量。根据 OECD 的统计，2016 年日本人均门诊就诊率为 12. 6 次，仅次于韩国（16. 6 次），明显高于其他发达国家，这些都从侧面体现出日本提升患者自费负担的合理性。

三、国民医疗费的近况和发展

根据日本厚生劳动省 2018 年 9 月公布的数据，2016 年度的日本国民医疗费为 421 381 亿日元，比 2015 年度的 423 644 亿日元减少了 2 263 亿日元，整体下降幅度为 0. 5%。人均国民医疗费则为 33. 2 万日元，比 2015 年度的 33. 33 万日元减少了 1 300 日元，整体下降幅度为 0. 4%。此外，日本政府统计的国民医疗费与日本国内生产总值（GDP）的比率为 7. 81%（2015 年度为 7. 93%），国民医疗费与国民收入（NI）的比率为 10. 76%（2015 年度为 10. 85%）。1955 年以来日本的国民医疗费的发展趋势如图 4-1 所示。

从图 4-1 可知，日本国民医疗费在绝对值上基本呈现逐年递增的趋势，特别是 20 世纪 70 年代到 21 世纪初的涨幅较大。与此相比，国民医疗费占国内生产总值、占国民收入比率尽管在整体上呈现增长趋势，但由于经济发展对国民医疗费的影响，30 年间两个比率多次出现起伏。然而，世界卫生组织（WHO）的全球卫生支出数据库（Global Health Expenditure Database）对 2016 年日本医疗费占国内生产总值比率的计算却为 10. 926%，远高于日本政府计算的 7. 81%，统计时间的出入①或许是解释两者差异的原因之一。即便如此，根据世界卫生组织的统

① 日本的会计年度与我国（每年 1 月到 12 月）不同。

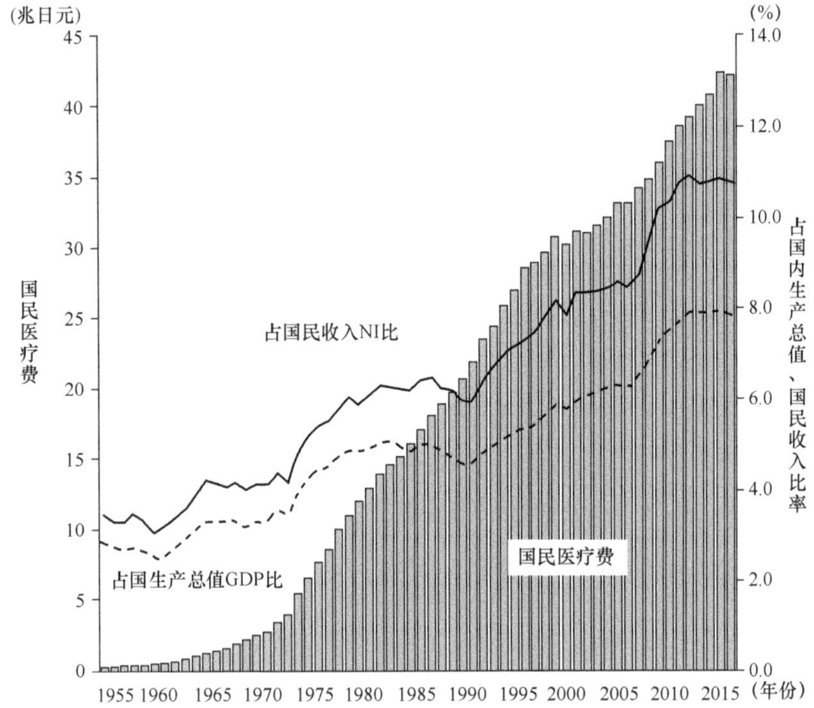

图 4-1　日本国民医疗费占国内生产总值、国民收入比率的变化

资料来源：厚生労働省，2018. 平成 28 年度国民医療費の概況［EB/OL］.［2019-07-20］. https://www.mhlw.go.jp/toukei/saikin/hw/k-iryohi/16/index.html.

计，2016 年日本的医疗费占国内生产总值比率仍位于 OECD 国家的平均水平（12.588%）和世界平均水平（10.023%）之间（如图 4-2 所示）。考虑到 2016 年日本在世界各国出生时预期寿命中排名首位（83.985 岁），可见日本在医疗费用投入与效益产出上依旧领先于世界各国（如图 4-3 所示）。同年，中国的医疗费与国内生产总值之比为 4.982%，出生时预期寿命为 76.252 岁，仅略高于世界平均值的 72.059 岁。

从不同医疗制度来看，公费医疗制度的给付总额为 31 433 亿日元，占国民医疗费整体的 7.5%；医疗保险等的给付总额为 195 663 亿日元，占比 46.4%；后期高龄者医疗制度的给付总额为 141 731 亿日元，占比 33.6%；患者等自费负担的医疗费总额为 51 435 亿日元，占比 12.2%。与 2015 年度相比，公费负担医疗制度的给

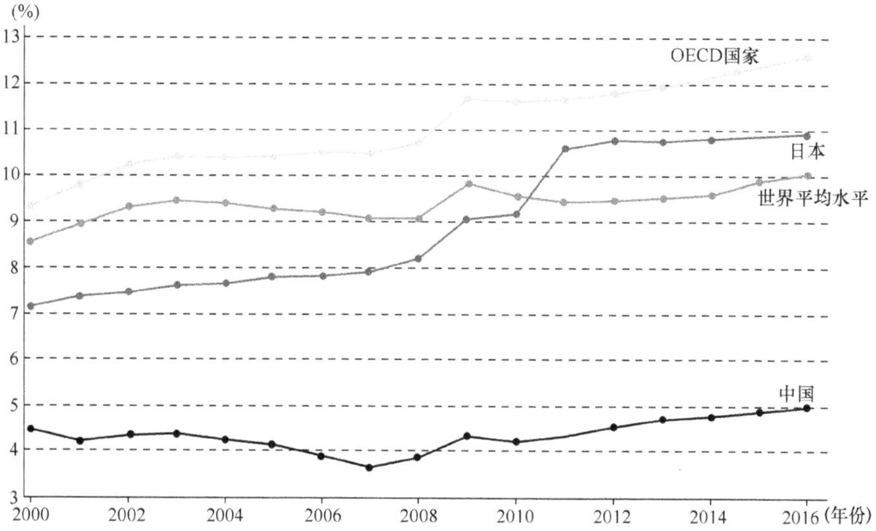

图 4-2　2016 年世界各国卫生总支出占国内生产总值比率

资料来源：WHO, Global Health Expenditure database, 2017. Current health expenditure (% of GDP) [EB/OL]. [2019-08-20]. https://apps. who. int/nha/database.

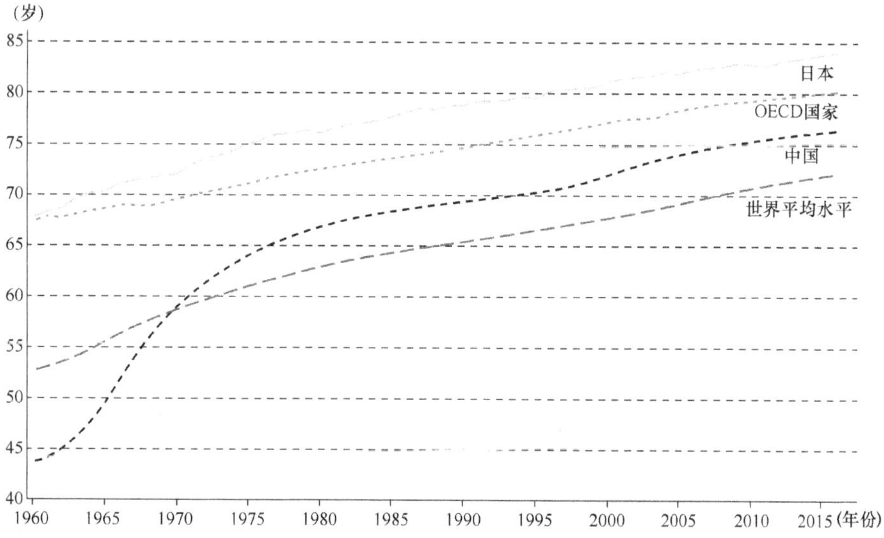

图 4-3　2016 年世界各国出生时预期寿命

资料来源：UN Population Division, 2017. World Population Prospects: 2017 Revision, etc. [EB/OL]. [2019-08-20]. https://www. un. org/development/desa/publications/graphic/wpp2017-global-population.

付总额减少了0.2%，医疗保险等的给付总额减少了1.3%，后期高龄者医疗制度的给付总额增加了1.1%，而患者等自费负担的医疗费总额减少了1.2%。由此可见，医疗保险等的给付总额所占比例最大。此外，2016年，75岁以上的老年人口的总数为1 691万人，占总人口的13.3%，但其所花费的医疗费却占到国民医疗费的三成以上，可见老龄化的急速发展对日本医疗财政造成的压力。

从不同财源来看，公费支出为162 840亿日元（占整体的38.6%），其中，中央财政负担为107 180亿日元（25.4%），地方财政负担为55 659亿日元（13.2%）。医疗保险费为206 971亿日元（49.1%），其中，雇主负担为87 783亿日元（20.8%），参保人负担为119 189亿日元（28.3%）。此外，其他的费用支出为51 570亿日元（12.2%），其中患者负担为48 603亿日元（11.5%）。由此可见，医疗保险费约占到国民医疗费的一半，其次为国库负担，约占整体的四分之一。

从不同医疗服务来看，住院和门诊的治疗费（日语“疗养费”）为301 853亿日元（占整体的71.6%），其中，住院医疗费为157 933亿日元（37.5%），住院以外的医疗费为143 920亿日元（34.2%）。此外，牙科诊疗所的医疗费为28 574亿日元（6.8%），药房配药医疗费为75 867亿日元（18.0%），住院期间伙食费及生活费为7 917亿日元（1.9%），上门护理费为1 742亿日元（0.4%），用于疗养等的医疗费为5 427亿日元（1.3%）。如图4-4所示，可见治疗费所占的比例最大，但住院医疗费与门诊等住院以外的医疗费在比例上并无很大差别；其次是药店配药费，约占整体的五分之一。

从不同年龄段来看，0~14岁人口的医疗费为25 220亿日元（占整体的6.0%），15~44岁人口的医疗费为52 560亿日元（12.5%），45~64岁人口的医疗费为92 017亿日元（21.8%）。与此相比，65岁以上人口的医疗费开始迅速膨胀，其总费用达到251 584亿日元（59.7%）。如果关注人均国民医疗费，65岁以下人口的人均医疗费为18.39万日元，而65岁以上人口的人均医疗费则高达72.73万日元，是65岁以下人口的约4倍。分医疗服务来看。首先是门诊的人均医疗费，65岁以下人口的人均费用为12.5万日元，而65岁以上人口的人均费用仍是其4倍多，为53.88万日元；其次是牙科诊疗的人均医疗费，65岁以下人口的人均费用为1.87万日元，而65岁以上人口的人均费用不到其2倍，为3.26万日元；最后来看药房配药费用，65岁以下人口的人均费用3.43万日元，而65岁以上人口的人均费用则高达12.77万日元，是65岁以下人口的4倍左右。因此，可以

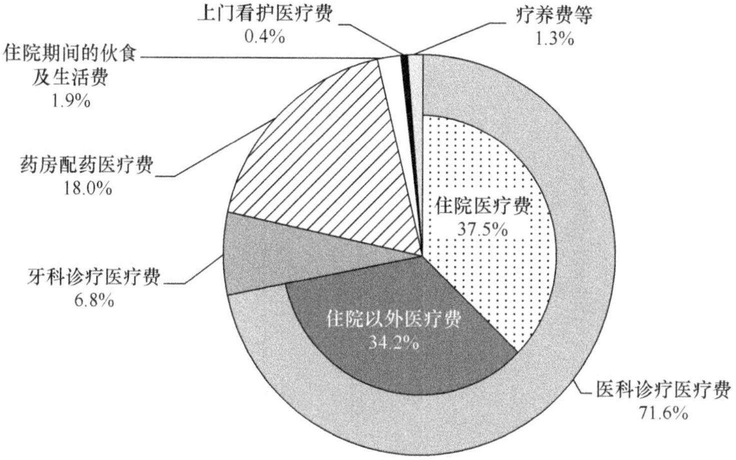

注：由于四舍五入，住院医疗费和住院以外医疗费之和与医科诊疗费之间有出入。

图 4-4　国民医疗费中不同医疗服务的构成

资料来源：厚生労働省，2018. 平成 28 年度国民医療費の概況.［EB/OL］.［2019-07-20］. https://www.mhlw.go.jp/toukei/saikin/hw/k-iryohi/16/index.html.

说除了牙科之外，65 岁以上老年人的人均医疗费大致为 65 岁以下人口的 4 倍左右。

另一个有趣的事实是，日本男性的人均医疗费普遍高于女性，老年人中这个倾向更为明显。具体来看，65 岁以下男性的人均医疗费是 18.56 万日元，而同年龄段女性的人均医疗费则是 18.22 万日元。同样，65 岁以上男性的人均医疗费是 78.04 万日元，而同年龄段女性的人均医疗费则是 68.67 万日元。

从不同病种来看，2016 年度日本花费最多的五种疾病，排名首位的是花费 59 333 亿日元的心血管疾病，约占整体的 19.7%；接下来依次是 42 485 亿日元的肿瘤（14.1%），23 326 亿日元的肌肉骨骼和关节疾病（7.7%），22 974 亿日元的损伤、中毒及其他外因（7.6%）以及 22 591 亿日元的呼吸系统疾病（7.5%）。由此可见，日本的主要疾病分布，特别是心血管疾病和肿瘤所花费的医疗费约占国民医疗费整体的 35%。但如果从各年龄段来看，2016 年度 65 岁以下人口花费最多的疾病为肿瘤（15 289 亿日元，约占该年龄段整体的 13.2%），而 65 岁以上人口花费最多的疾病则为心血管疾病（46 764 亿日元，约占 25.1%）。分性别分病种的门诊费比例见图 4-5。

分医疗制度、财源、医疗服务和年龄段所构成的日本国民医疗费结构见图 4-6。

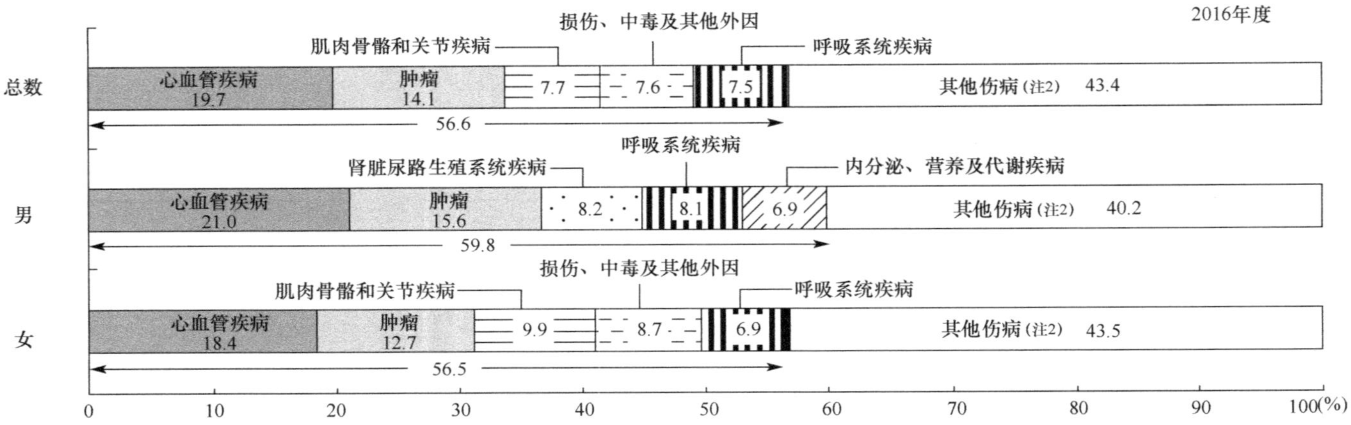

注：1. 伤病分类根据 2013 年版 ICD-10。

2. 2016 年度医疗费花费最多的前 5 种伤病以外的伤病。

图 4-5　分性别、分病种的门诊费比例

资料来源：厚生労働省，2018. 平成 28 年度国民医療費の概況. ［EB/OL］. ［2019-07-20］. https://www. mhlw. go. jp/toukei/saikin/hw/k-iryohi/16/index. html.

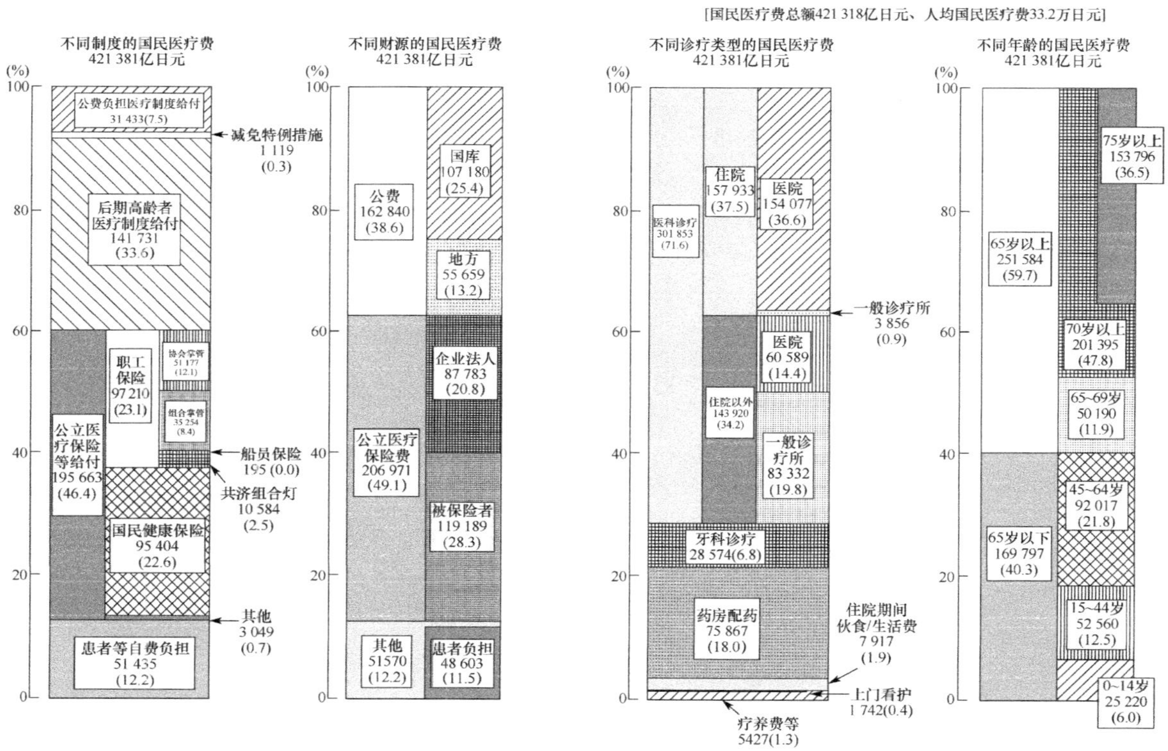

注：1. 括号外的数值为金额（亿日元），括号内为其占全体的比例（%）。

2. 不同制度的国民医疗费为2016年度的确定支付金额，而患者负担费用则为推算值。

图4-6　2016年度日本国民医疗费的构成

资料来源：厚生労働省，2018. 平成28年度国民医療費の概況.［EB/OL].［2019-07-20］. https://www.mhlw.go.jp/toukei/saikin/hw/k-iryohi/16/index.html.

日本厚生劳动省也对2016年度全国各个都道府县的医疗费进行了统计。其中东京都最高，为41 457亿日元，接下来依次为大阪府（32 097亿日元）和神奈川县（27 172亿日元）。而如果按人均国民医疗费来看，一些人口相对较少的县则位于前列，如排名最高的高知县，人均花费44.02万日元医疗费，其次是长崎县（41.02万日元）和鹿儿岛县（40.45万日元）。

第二节　医疗保险各制度的财政状况

上面已经提到日本国民医疗费的财源由公费（政府财政）、保险费和患者负担三方构成，其中，公费来自地方财政和中央的国库财政，保险费由被保险人和用人单位共同缴纳。2017年，三方分别负担的比例如图4-7所示。参保人和用人单位所缴纳的保险费一共是49.4%，约占总医疗费用的一半，是医疗保险制度运营的主要资金来源。

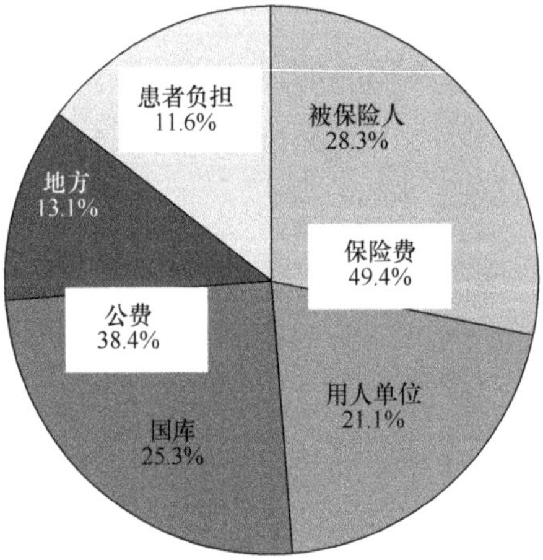

图4-7　按财源分类的医疗费负担比例（2017年度）

资料来源：厚生劳働省，2018. 我が国の医療保険について［EB/OL］.［2020-02-20］. https://www. mhlw. go. jp/stf/seisakunitsuite/bunya/kenkou_iryou/iryouhoken/iryouhoken01/index. html.

从医疗保障适用人口和构成比例来看，到2017年年末，协会健保的适用人口（含被保险和被扶养人）为 3 893 万人，占总数的 30. 8%；组合健保的适用人口总数为 2 944. 3 万人，占总数的 23. 3%；国民健康保险的适用人口为 3 147. 2 万人，占总数的 24. 9%；另外还有后期高龄者的适用人数为 1 721. 9 万人，占总数的 13. 6%。其中，协会健保和组合健保作为受雇者（职工）医保，其适用人口比例占了总体的 54. 1%。因此，从医疗保障适用人口的制度构成来看，受雇者保险、国民健康保险和后期高龄者医疗是构成日本医疗保险财政的三大支柱（见表 4-1）。

表 4-1　　医疗保障适用人口（2017 年度末）

	被保险人（千人）	被扶养人（千人）	合计（千人）	构成比例（%）
总人口	—	—	126 502	100. 0
协会健保	23 203	15 726	38 930	30. 8
健康保险法第 3 条第 2 项的适用对象（临时雇用人员）	12	5	17	0. 0
组合健保	16 468	12 975	29 443	23. 3
船员保险	58	63	121	0. 1
共济组合	4 514	4 184	8 697	6. 9
国民健康保险	31 472		31 472	24. 9
后期高龄者医疗	17 219		17 219	13. 6
生活保护法适用者	—		2 117	1. 7

资料来源：日本全国健康保险协会，2020. 事業年報概要（平成 29 年度）［EB/OL］.［2020-03-20］. https://www. kyoukaikenpo. or. jp/g7/cat740/sb7200/sbb7200/2019081304/.

一、受雇者保险

（一）组合健保

组合健保的财政收入来源主要是保险费，另外还有少量的国库补助和前期高龄者援助金及其他收入。厚生劳动省官网公开的《第 22 次经济实态调查报告》显示，2018 年，组合健保的经常性收入总额为 83 906 亿日元，期中，保险费收入 82 730 亿日元，国库补助 27 亿日元，其他收入 1 148 亿日元以及前期高龄者援助金 2 亿日元；经常性支出总额 80 859 亿日元，其中，保险给付支出 40 828 亿日元、前期高龄者援助金为 15 396 亿日元，后期高龄者医疗援助金 18 928 亿日元，退休人员给付援助金 211 亿日元，以及其他支出 5 946 亿日元。这也可以看出，组合健保的经常性财政收入有 98%以上都是来自所征收的保险费，经常性支出中有一半以上都是用于保险待遇的给付，还有 42%以上是用于前期高龄者的补助金和后期高龄者的援助金及退休人员津贴等（如图 4-8 所示）。

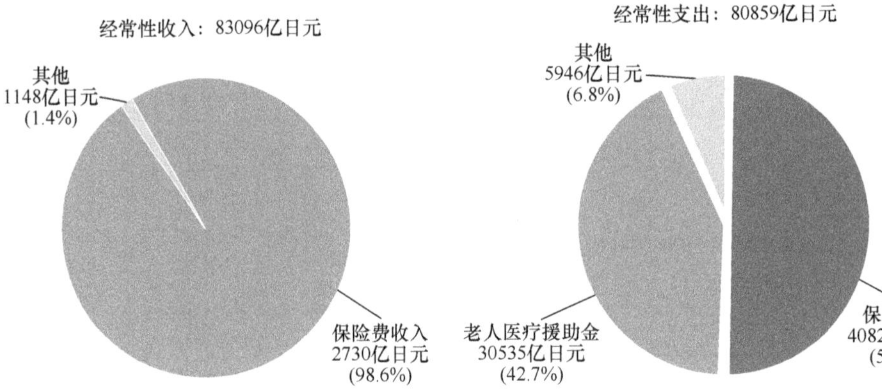

图 4-8　组合健保的财政结构（2018 年度）

资料来源：厚生劳働省，2019. 第 22 回医療経済実態調査の報告［EB/OL］.［2020-03-16］. https://www.e-stat.go.jp/stat-search/files? page = 1&layout = datalist&toukei = 00450392&tstat = 000001134606&cycle = 0&tclass1 = 000001134668&result_page = 1；作者制作。

组合健保的保险费，是根据参保人的标准报酬月额乘以保险费率而得出的，每个月进行收缴。2018 年组合健保的标准报酬月额为 37.4 万元、平均保险费率为 9.21%。健保组合的参保人平均年龄为 42.8 岁，如果包括参保人的被扶养家属在内，则平均年龄为 35.1 岁，比协会健保要低，所以人均医疗费也相对比较低。另外，由于参保人的平均标准报酬月额收入都比较高，所以保费收入也比较稳定。但随着老龄人口的增加，对高龄者医疗的援助金和调整金等支出负担也越来越重，所以保险费率也在不断上升（如图 4-9 所示），财政赤字也在增加，所幸自 2014 年以后每年都开始转为有盈余（如图 4-10 所示）。

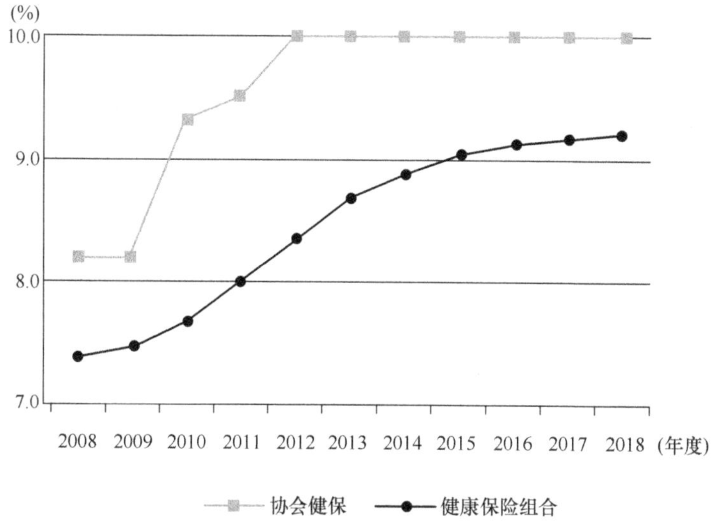

图 4-9 受雇者保险保险费率的变化情况（平均）

资料来源：日本财務省，2019. 社会保障について②（医療）（資料 1）[EB/OL]. [2019-11-01]. https://www. mof. go. jp/about_mof/councils/fiscal_system_council/sub- of_fiscal_system/proceedings/material/zaiseia20191101/01. pdf#search =%27%E8%B2%A1%E5%8B%99%E7%9C%81+%E7%A4%BE%E4%BC%9A%E4%BF%9D%E9%9A%9C%E3%81%AB%E3%81%A4%E3%81%84%E3%81%A6+%E5%8C%BB%E7%99%82%27.

（二）协会健保

如表 4-1 所示，协会健保的参保人（包括参保人本人和被扶养家属）规模在 2017 年度末就已达总人口的近三分之一，是日本规模最大的医疗保险制度。协会健保的财政收入来源也主要是保险费，另外还有少量的国库补助和前期高龄者援助金及其他收入（见表 4-2）。2017 年度，协会健保总收入为 99 485 亿日元，其中，保费收入 87 974 亿日元，占总收入的 88.3%；国库补助金 11 343 亿日元，占总收入的 11.4%；其他收入 167 亿日元。协会健保总支出为 94 998 亿日元，其中，保险给付支出 58 117 亿日元，占总支出的 61.8%；高龄者医疗援助金等 34 913 亿日元，占总支出的 36.75%；其他支出 1 969 亿日元。协会健保有近 40%都是高龄者医疗援助金，国库补助金负担也在加重。

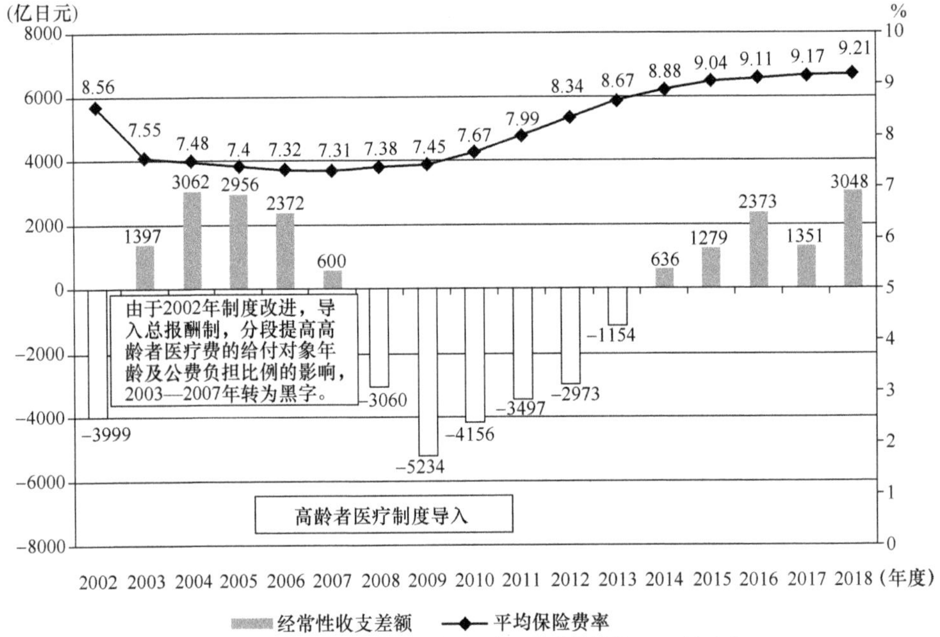

注：2008—2018年间，保险费增长1.83%（约20 796亿日元），赤字累计约11 387亿日元。

图 4-10　组合健保的财政状况

资料来源：①E-Stat，医療経済実態調査（保険者調査）報告（第 17、19、20、21、22 回）[EB/OL]. [2020-04-05]. https://www. e-stat. go. jp/stat-search/files? page=1&toukei=00450392&result_page=1；②白川修二，2015. 医療保険財政と保険者機能[EB/OL]. [2020-04-05] https://www. jri. co. jp/file/seminar/151209_452/handout_151209_452_04. pdf；作者修改制作。

表 4-2　　协会健保 2017 年度财政收支状况（医疗部分）

	项目	金额（亿日元）	比重（%）
收入	保险费收入	87 974	88. 30
	国库补助等	11 343	11. 40
	其他	167	0. 17
	合计	99 485	100. 00
支出	保险给付费	58 117	61. 18
	前期高龄者援助金	15 495	16. 31
	后期高龄者援助金	18 352	19. 32
	退休人员给付援助金	1 066	1. 12
	其他	1 969	2. 07
	合计	94 998	100. 00

续表

	项目	金额（亿日元）	比重（%）
单年度收支差	4 486	—	—
准备金余额	22 573	—	—
保险费率	10.00%	—	—

资料来源：日本全国健康保险协会，2018. 2017（平成 29）年度の協会けんぽの决算について［EB/OL］.［2020-02-20］. https：//www. kyoukaikenpo. or. jp/~/media/Files/tokyo/36siryou1/20180530010/20180803010/2129. pdf.

注：以上是根据日本协会会计和国家特别会计的合计计算。

协会健保的保险费，也是根据参保人的标准报酬月额乘以保险费率而得出的，每个月进行收缴。2018 年，协会健保的标准报酬月额为 29.1 万日元，比组合健保要低；平均保险费率为 10%，比组合健保要高。协会健保的参保人平均年龄为 45.3 岁，如果加上其扶养家属，则平均年龄为 37.8 岁，比组合健保的都要高。

加入全国健康保险协会的用人单位大约有 80%都是员工不到 10 人的中小企业，所以在经济下行的情况下，参保人的工资不断下降，而医疗费却一直在不断上涨，导致医疗保险保费也不断增加，保险费率不断提高。自 2012 年以后，全国平均费率已经达到 10%，普遍高于健康保险组合和共济组合等其他受雇者保险，基本没有了上调空间（如图 4-11 所示）。协会健保财政在刚设立之初，曾经受新型流感和雷曼危机所带来的经济恶化的影响，一度陷入单年度收支赤字、准备金枯竭的困境。后来通过分段大幅度提高保险费率和国库补助率，在 2011 年以后恢复了盈余的财政黑字状态，又在 2015 年 5 月通过医疗保险制度改革法，将国库补助率提高到 16.4%，从而实现了当前财政基础的稳定。

在协会健保财政中，医疗费的上涨幅度超过了工资的增长幅度，而且由于协会健保整体的人均月工资水平较低，与其他组合健康保险相比相差了 1.5 倍，所以，协会健保的医疗费与工资增长之间的差距就更进一步拉大，呈赤字结构（如图 4-12 所示）。

二、国民健康保险

根据厚生劳动省公布的 2017 年度《全国市町村运营的国民健康保险的财政

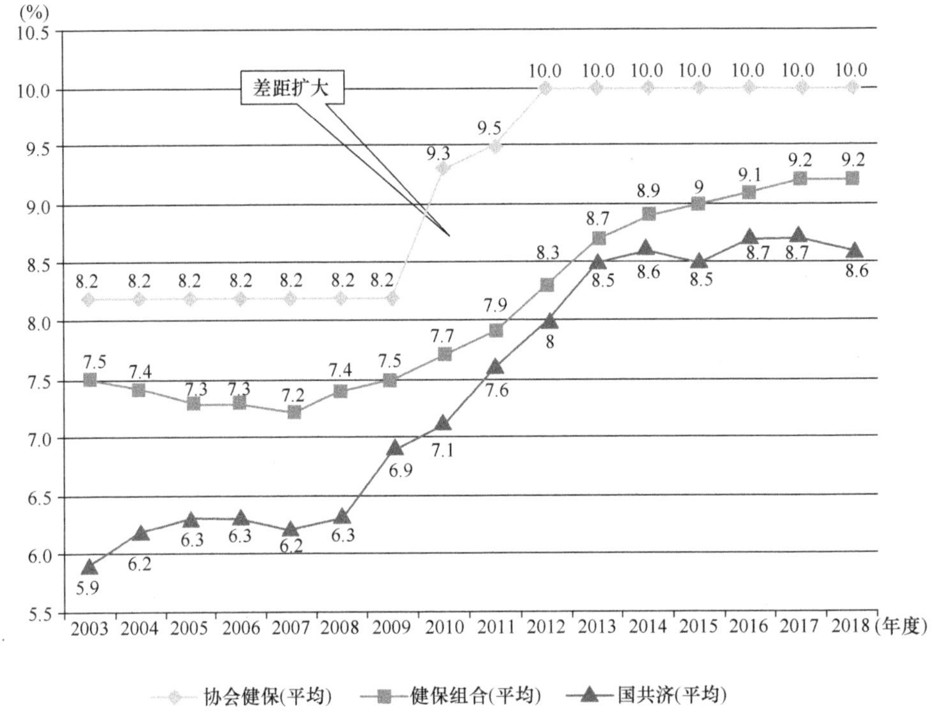

图 4-11　协会健保与其他受雇者保险的保险费率的变化情况

资料来源：①吉田、和田，2020. 日本医療保険制度史（第 3 版、全面改訂版）［M］. 東京：東洋経済新報社，1072；②E-Stat，2020. 医療経済実態調査（保険者調査）報告（第 19、20、21、22 回）［EB/OL］.［2020-04-05］. https://www. e-stat. go. jp/stat-search/files? page = 1&toukei = 00450392&result_page = 1；③日本全国健康保险协会，2012. 全国健康保険協会全国大会：国庫補助割合の引き上げを！高齢者医療制度の見直しを！［EB/OL］.［2020-02-20］. https://www. kyoukaikenpo. or. jp/~/media/Files/migration/g1/h24-11/20121101-100843. pdf；笔者制作。

状况》，2017 年度的国民健康保险的收支状况为：收入总额为 153 559 亿日元，比上一年度减少 3 467 亿日元，减幅为 2. 2%。支出总额 151 253 亿日元，比上一年度减少 4 289 亿日元，减幅为 2. 8%。扣除决定填补等项目的金额外，全年度收支差额决算为 450 亿日元保险财政赤字，比上一年度的 1 011 亿日元有所下降。国民健康保险的参保人数为 2 870 万人，比上一年度减少 142 万人。国民健康保

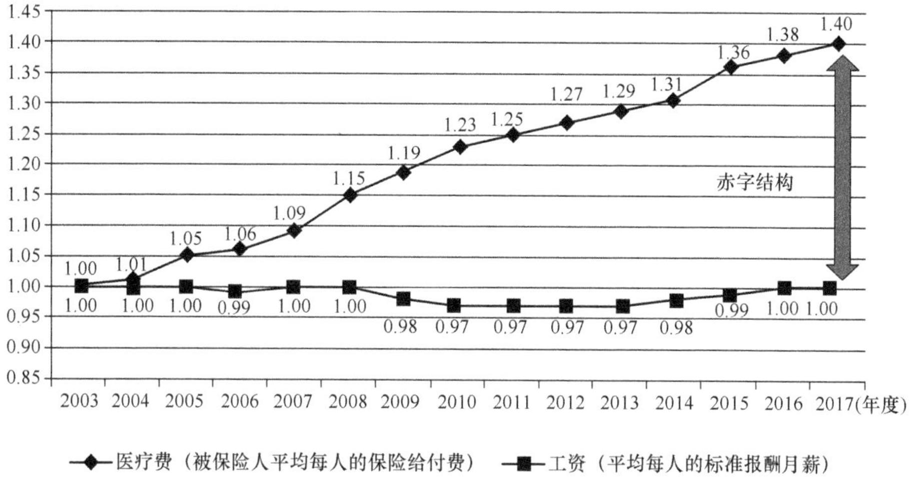

注：数值是以 2003 年度作为 1 的指数表示值。

图 4-12　协会健保的保险财政趋势

资料来源：吉田，和田，2020. 日本医療保険制度史（第 3 版、全面改訂版）[M]. 東京：東洋経済新報社，606，1073；作者修改制作。

险费（税）的收缴率达到了 92.45%，比上一年度增加了 0.53%。但保险费收入减少，主要原因是由于参保人数的减少。前期高龄者补助金为 37 556 亿日元，比上一年度增加了 2 330 亿日元，增幅为 6.6%。另外，作为过渡措施的退休人员医疗制度的疗养给付费补助金为 1 840 亿日元，比上一年度减少了1 350 亿日元，减幅为 42.3%，这主要是因为退休的参保人减少了 30 万人。

国民健康保险的财政来源主要是保险费、国库补助和地方财政补助（都道府县财政和市町村财政）以及前期高龄者援助金和老年人退休补助金、保险基础稳定金等几部分。

其中，保险费的计算原则上按经济负担能力和受益部分两方面来考虑，前者按照参保人的收入与资产为基准计算，后者按照当地的人头和户数来均摊。但各地可在这四项中进行自由选择组合，现多为以下三种组合：一是四项全部采用，计算比例为收入基准 40%、资产基准 10%、人头均摊 35%以及户数均摊 15%；二是三项组合，计算比例为收入基准 50%、人头均摊 35%、户数均摊 15%；三是两项组合，计算比例为收入基准 50%与人头均摊 50%。

《第22次经济实态调查保告》显示，2018年度，国民健康保险的总收入为111 073亿日元。其中，保险费收入为24 526亿日元，约占22.08%，国库补助为30 565亿日元，约占27.51%。地方财政补助为16 532亿日元，约占14.88%，前期高龄者援助金为36 403亿日元，约占32.77%。老年人退休补助金为599亿日元，约占0.53%。另外，该调查报告还显示，国民健康保险参保人的平均年龄为53.3岁，远高于协会健保和组合健保。参保人平均每人每年缴纳的保险费为8.8万日元，远低于协会健保的23.3万日元和组合健保的27.9万日元。另一方面，2018年度，国民健康保险的总支出为109 573亿日元，其中，保险给付支出为87 966亿日元，占总支出的80.28%。

由此可见，国民健康保险中，由于参保人平均年龄偏高，老年人的参保率较大，同时低收入人群较多，年人均缴纳的保险费较低，所以就导致了中央和地方财政的负担较重，尤其是市町村保险财政容易恶化，经常会出现赤字。如表4-3所示，2013—2015年度，出现财政赤字的保险者占总体的50%以上，2016年度开始有所缓和，但到2017年度，还有20%以上的保险运营者处于财政赤字状态。

表4-3　　国民健康保险中盈余/赤字保险者数与比例

年度	保险者总数（个）	单年度收支差额（亿日元）	有盈余的保险者			赤字保险者		
			数量（个）	比例（%）	盈余金额（亿日元）	数量（个）	比例（%）	亏损金额（亿日元）
2013	1 717	206	812	47.3	965	905	52.7	-759
2014	1 716	-214	748	43.6	654	968	56.4	-868
2015	1 716	-568	720	42.0	559	996	58.0	-1 217
2016	1 716	1 484	1 243	72.4	1 743	473	27.3	-259
2017	1 716	2 306	1 361	79.3	2 480	355	20.7	-173

资料来源：厚生労働省，2019. 平成29年度国民健康保険（市町村）の財政状況について［EB/OL］.［2020-02-20］. https://www.mhlw.go.jp/stf/newpage_04383.html.

注：年度收支差额是医疗给付和介护给付的总额。

由于国民健康保险的参保人中，低收入人群占比较大，所以参保人能否按时缴纳保险费，对于保险费收入的影响都非常关键。从近些年的情况来看，保险费的收缴率除了有几年受到世界金融危机影响以外，基本都在90%以上（如图4-13所示）。保险费的滞纳户数也呈下降趋势，至2018年6月1日，滞纳户数为整体的14.5%，比上一年度减少了0.8%（如图4-14所示）。

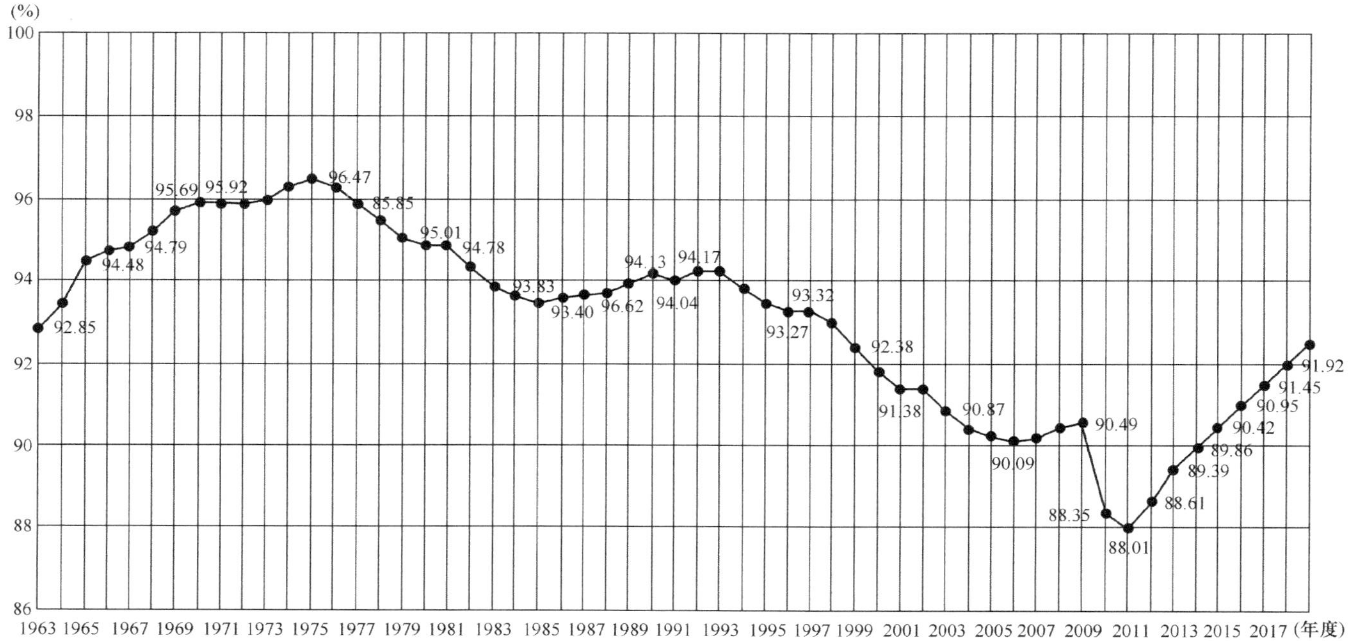

注：本图数据为 1961 年（昭和 36 年）至 2017 年（平成 29 年）的历年数据。

图 4-13　国民健康保险保险费（税）收缴率变化情况（市町村国保）

资料来源：厚生労働省，2019. 平成 29 年度国民健康保険（市町村）の財政状況について［EB/OL］.［2020-02-20］. https://www.mhlw.go.jp/stf/newpage_04383.html.

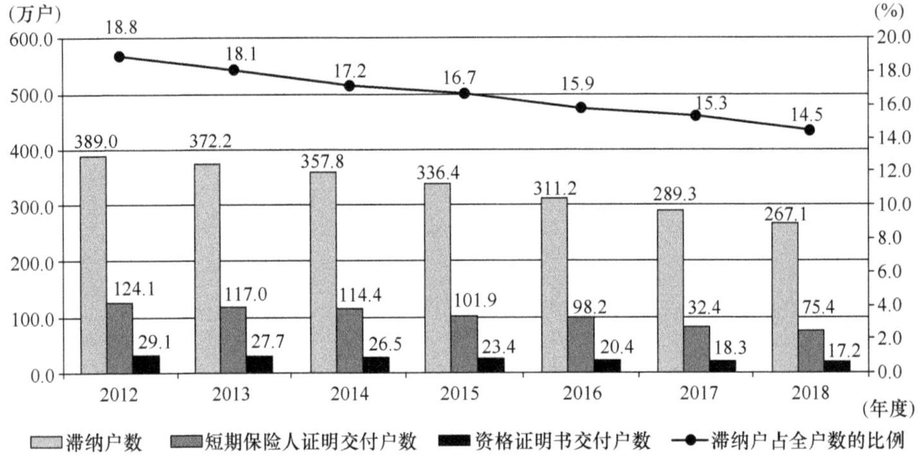

注：1. 历年 6 月 1 日现在的状况。

2. 2018 年（平成 30 年）是根据截至 2019 年（平成 31 年）3 月的各保险者所报告的数据。

图 4-14　保险费（税）滞纳户数等的变化情况

资料来源：厚生劳働省，2019. 平成 29 年度国民健康保険（市町村）の财政状况について [EB/OL]. [2020-02-20]. https://www.mhlw.go.jp/stf/newpage_04383.html.

三、后期高龄者医疗

后期高龄者医疗制度的财政来源主要是参保人缴纳的保险费、公费和其他各医疗保险财政的援助金三大部分。这三大部分在总体中的占比结构为 1∶5∶4。即参保人缴纳的保险费只占 10%，公费占 50%，其他保险的支援金占 40%。其中，公费部分由中央财政和都道府县财政和市町村财政三部分按 4∶1∶1 的比例分别承担。对于参保人应缴付的保险费，依据相关条例，由后期高龄者广域联盟决定，每年度以个人为单位征收（保险费率每 2 年修改一次）。保险费由按参保人人数均摊的均等比例和以收入为基准的收入比例两部分组成。例如，2018 年和 2019 年，全国平均保险费的均等比例金额为 45 116 日元，收入比例费率为 8.81%。此外，对于全家的收入水平低于一定额度以下的参保人，还有 20%~70%的保险费减免措施，即减免均等比例缴费（如图 4-15 所示）。对于原身份为被扶养家属的参保人，在年满 75 岁后的 2 年内，不管收入多寡，其保费可享受均等比例减免 50%，收入比例全免的优待措施。

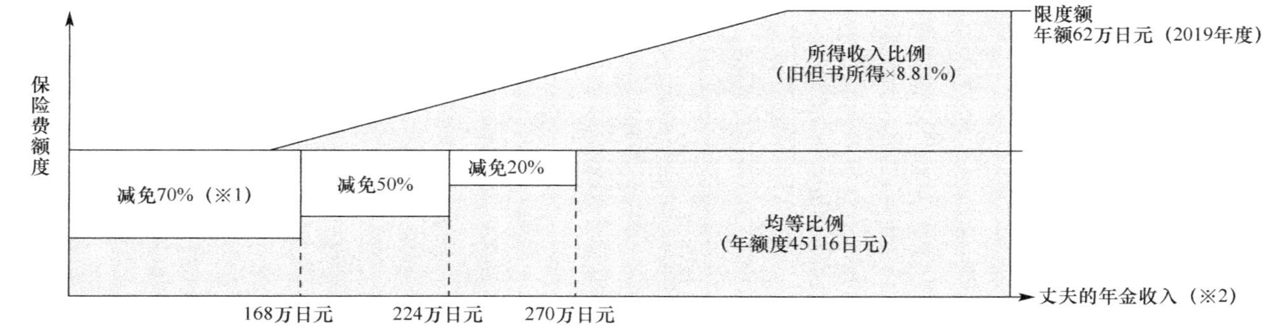

均等比例的减免比例	对象人员的所得要件（2019年度）	年金收入额度示例	
		夫妇2人户（※2）	单身户
减免70%（※1）	33万日元以下	168万日元以下	168万日元以下
减免50%	[33万日元+28万日元×（被保险人人数）] 以下	224万日元以下	196万日元以下
减免20%	[33万日元+51万日元×（被保险人人数）] 以下	270万日元以下	219万日元以下

※1表示对于减免70%的对象，还要投入国费，2019年度实际是减免了85%、80%。
※2表示夫妇二人户中妻子的年金收入为80万日元以下时的丈夫年金收入金额。

图 4-15　后期高龄者医疗的保险费减免措施

资料来源：厚生労働省，2019. 後期高齢者医療の保険料について［EB/OL］.［2020-02-20］. https：//www. mhlw. go. jp/content/000451138. pdf.

2017年度，后期高龄者医疗保险费收入为11 917亿日元，由于参保人数增加等原因，比2016年度增长了5.5%。保险给付费支出为148 363亿日元，也同样由于参保人数增加而同比增长了4.1%。到2017年度末，后期高龄者医疗的参保人数达到了1 722万人，比2016年度增加了44万人，增幅为2.6%。保险费的全国平均收缴率达到了99.36%，比2016年度增加了0.04%。另外，2017年度的保险财政经常性收入总额为151 891亿日元（见表4-4），经常性支出总额为152 248亿日元，收支差额为357亿日元的财政赤字。但加上国库支出的补助金后，年度末决算为盈余180亿日元。如果加上上一年度转入的金额，总体上，收入合计为157 556亿日元，支出合计为153 206亿日元，收支差额合计为盈余4 350亿日元。

表4-4　　后期高龄者医疗广域连合的收支情况　　亿日元、%

项目		2016年		2017年		对前年度增减比
		金额	占比	金额	占比	
收入	保费收入	11 300	7.69	11 917	7.85	5.5
	保险基础稳定金（减免保费补助）	2 791	1.90	2 886	1.90	3.4
	中央政府支出金	48 234	32.81	49 667	32.70	3.0
	都道府县支出金	12 104	8.23	12 340	8.12	1.9
	市町村负担金	11 532	7.85	11 894	7.83	3.1
	后期高龄者交付金	59 456	40.45	61 756	40.66	3.9
	其他	1 573	1.07	1 431	0.94	-0.1
	小计	146 990	100.00	151 891	100.00	3.3
支出	保险给付费	142 574	97.48	148 363	97.45	4.1
	保健事业费	339	0.23	361	0.24	6.4
	其他	3 340	2.28	3 524	2.31	0.1
	小计	146 253	100.00	152 248	100.00	4.1
单年度收支差额		737		-357		

资料来源：厚生労働省，2019. 平成29年度後期高齢者医療制度（後期高齢者医療広域連合）の財政状況等について［EB/OL］.［2020-02-20］. https：//www. mhlw. go. jp/content/12401000/000500805. pdf.

第三节 医疗保险制度间的财政调剂

一、制度间财政调剂的历史背景

从前几章的论述中我们已经得知，1961 年的“国民皆保险”体制既是日本医疗保障体系的基础，也是其重要特征之一。但“国民皆保险”体制在成立之初就已存在着制度“碎片化”的问题，同时财政不稳定的状况也已显现。特别是国民健康保险和政府管掌健康保险这两者的财政基础尤其薄弱。国民健康保险由于制度设计导致其参保者中老年人以及低收入者较多，因此从实施之初就有众多的财政资金投入。而以中小企业职工为对象的政府管掌健康保险也从 1962 年就开始入不敷出，并连年赤字，成为医疗保险财政的首要问题。之后各政党及有关团体就此问题展开了激烈讨论，但最终由于执政党与在野党的意见分歧，没能实现健康保险制度间的财政统筹。在 1967 年通过的只有 2 年时限的《临时特例法》中采取了一些提高保费、医疗费负担，增加国库负担等的暂缓措施。

政府管掌健康保险的财政问题还未解决，又一个令人头疼的新问题开始出现，即老年人的医疗费问题。20 世纪 60 年代，日本开始出现老龄化的前兆，独居及卧床不能自理老人的生活问题已受到社会关注。于是，1963 年《老人福利法》应运而生，还出现了对老年人免去医疗费负担的地方自治体，并有在全国普及之势。最终，自治体的措施影响了中央政府，1973 年，日本实施了老人医疗费给付制度，即对 70 岁以上的老年人实行免费医疗。虽然这是一项针对 70 岁以上老年人的普惠政策，但却引发了老年人的就诊增加从而导致医疗费用的急剧增加。老人医疗费从 1973 年的 4 290 亿日元激增到 1975 年的 8 670 亿日元，之后以年平均 20%的速度持续增长（土田，2011）。老年人医疗费的剧增给本来就有较多老年人参保的国民健康保险带来了巨大的财政压力，加大了医疗保险制度间的负担不均。不仅如此，时逢第一次石油危机，日本进入低经济成长时期，支撑着国民健康保险的国家财政也逐渐难堪重负。

为了缓解制度间的负担不均，减轻财政压力，1982 年《老人保健法》成立，

1983年正式实施，同时老年人免费医疗也被废止。《老人保健法》恢复了70岁以上老年人的医疗费负担，还新规定根据老年人比率的多寡在医疗保险制度间实施财政调剂。这是日本医疗保险制度运营中首次引进制度间的财政调剂，而此方法也成为之后医疗改革的重要手段（土田，2012）。紧接着《健康保险法》于1984年被修改，新创建了退休人员医疗制度。此制度实际上是对65~69岁之间退休人员的一个过渡，保证本人及其家属在其70岁之前享有原有的受雇者保险的待遇，但对于退休人员的医疗费除了本人加入的国民健康保险以外，受雇者保险也要按照报酬总额为基数负担一部分。也就是说，原本全由国民健康保险负担的医疗费由受雇者保险承担了一部分，这其实也是一种制度间的财政调剂。

由此可见，日本医疗保险制度间的财政调剂是始于20世纪80年代的“福利抑制”及“财政重建”大背景下，主要是为支撑不断增长的老年人医疗费。在此之前，改善制度间的负担不均，确保各制度的财政稳定是通过国家财政（也就是税金）的倾斜分配来实现的，而到了20世纪80年代就被不同保险制度间的财政调剂所取代。也就是说，国家财政负担中有一部分被转嫁到了受雇者保险，制度间的财政调剂实际上是减轻国家财政负担的策略之一。

二、老年人医疗费的财政调剂

随着少子老龄化的深化，日本医疗改革也聚焦在如何控制老年人医疗费及其负担方式上。经历了20世纪90年代的医疗改革挫折后，2005年政府通过了医疗制度改革大纲，2008年包括前期高龄者和后期高龄者医疗制度的新老年人医疗制度开始实施。

确切地说，前期高龄者医疗制度并不是独立的医疗制度，而是在受雇者保险与国民健康保险制度之间的医疗费调剂机制。图4-16为调剂示意图，我们可以看到调剂机制的依据是前期高龄者的全国平均比率，2008年实施当初是12%。低于12%的保险就要补交差距部分，高于12%的就可以领到高出部分的交付金。换句话说，就是用参保人年龄较轻的受雇者保险以“前期高龄者支付金”的形式来支援参保人年龄较高的国民健康保险。据2020年预算案计算，前期高龄者制度对象约为1 680万人，医疗给付费共为6.9兆日元。如图4-17

所示，在调整前，由都道府县所负责的国民健康医疗保险负担最为沉重，为 5.3 兆日元。原来负担较轻的协会健保、健保组合以及共济组合必须从各自的保险费中额外地取出一部分作为“纳付金”去支援，而都道府县则接收到 3.1 兆日元交付金，实际上只承担了 2.2 兆日元，负担减轻了一半以上。

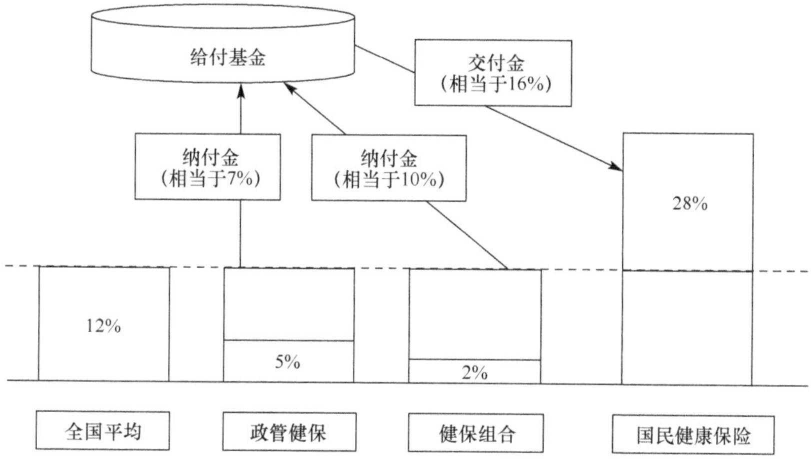

图 4-16　前期高龄者医疗给付费调剂示意图（2008 年）

资料来源：厚生労働省，2008. 高齢者医療制度について.［EB/OL］.［2020-02-20］. www. mhlw. go. jp/shingi/2008/10/dl/s1007-5a. pdf.

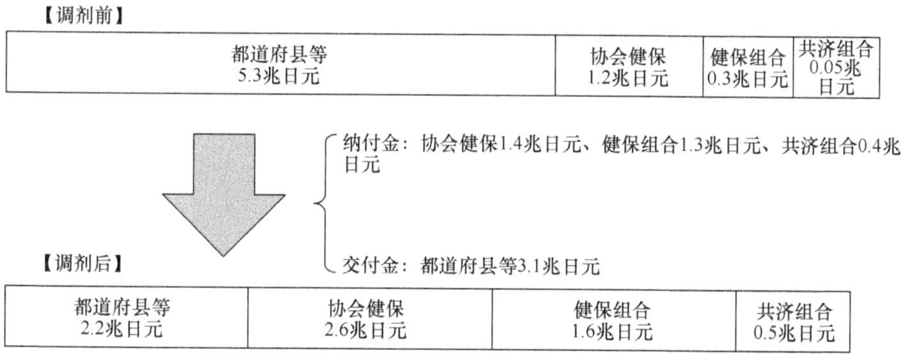

图 4-17　调整前后的各制度前期高龄者负担金额（2020 年预算案）

资料来源：厚生労働省，2020. 我が国の医療保険について.［EB/OL］.［2020-02-20］. https://www. mhlw. go. jp/stf/seisakunitsuite/bunya/kenkou_iryou/iryouhoken/iryouhoken01/index. html.

后期高龄者医疗制度的出发点就是要全社会来负担老年人的医疗费，因此财源的 90%是税金和来自其他医疗制度的支援金。2020 年，后期高龄者制度的适用对象约为 1 800 万人，他们的医疗费估算为 18. 1 兆日元，其中给付费 16. 6 兆日元，自己负担 1. 5 兆日元。有关给付费的财源构成如图 4-18 所示，我们可以看到税金约占 50%，其他医疗制度的支援金约占 40%。

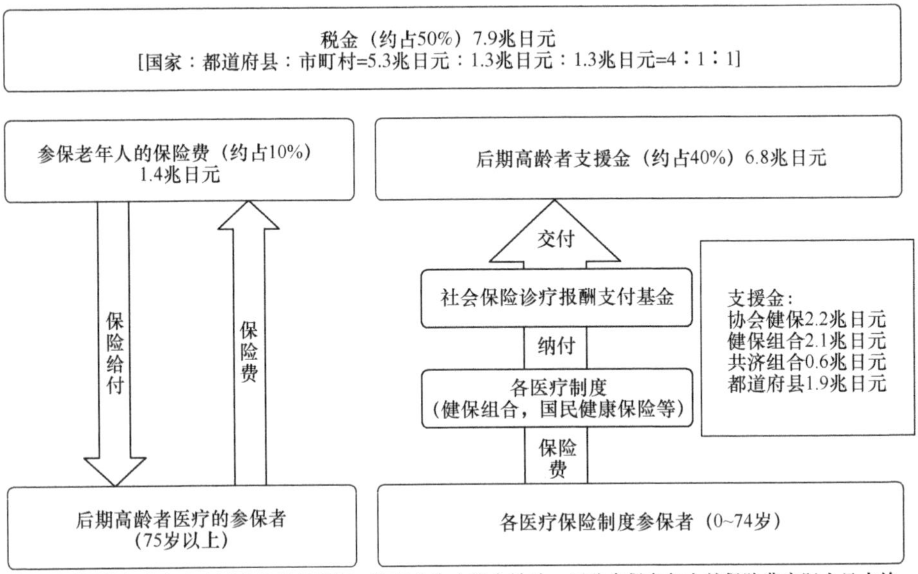

注：因对低收入老年人有减免保费的措施，这部分也由税金补贴，因此参保老年人的保险费实际上只占约 8%。除此之外，税金对高额医疗费的补贴没显示在上图中。

图 4-18　后期高龄者医疗给付费的财源构成（2020 年预算案）

资料来源：厚生労働省，2020. 我が国の医療保険について.［EB/OL］.［2020-02-20］. https://www. mhlw. go. jp/stf/seisakunitsuite/bunya/kenkou_iryou/iryouhoken/iryouhoken01/index. html.

三、制度间财政调剂的可持续性

制度间的财政调剂在一定程度上缓和了部分医疗保险制度的赤字危机，是维系“国民皆保险”体制的重要制度安排。但其本身是制度间的调剂机制，并不具备控制医疗费的功能。

随着老年人人数的增长，对老年人医疗制度的调剂金呈上升趋势。第 119 次社会保障审议会医疗保险分会的资料显示，2008 年至 2019 年，前期高龄者纳付金从 2.4 兆日元上升到 3.57 兆日元，后期高龄者支援金从 4.09 兆日元上升到 6.75 兆日元。其中协会健保和健保组合负担较多，为此协会健保和健保组合提高了保险费费率来确保财政收入。就保险费的平均水平来看，协会健保从 2008 年的 8.2%调整到 2019 年的 10%，同期健保组合从 7.4%调整到 9.2%。即便如此，对两者来说，高龄者医疗支援还是非常大的负担。从 2018 年的决算数据来看，协会健保约 10 兆日元的收入中，有 3.5 兆日元是支援高龄者的，占收入比为 35.9%；而健保组合的约 8.4 兆日元的收入中也有 3.5 兆日元是支援高龄者的，占收入比达到 42.7%。同年，1 391 个健保组合中约三分之一（423 个）是赤字。以上数据显示，制度间调剂可承受的财政负担已接近临界点，如果不采取其他措施，陷入财政危机的医疗保险基金将会更多。

日本已进入了超老龄化社会，医疗保险的可持续性今后也将是重要课题。日本政府已开始采取新的举措，通过扩大健康保险的参保范围来确保更多的保费收入。具体是从 2016 年开始，把一星期工作 20 小时、月薪为 8.8 万日元的非正规劳动者新纳入受雇者医疗保险中来。虽然目前只限于 501 人规模的企业，但已经开始构想在 2024 年 10 月扩大到 50 人以上的企业。2014 年和 2019 年日本政府又分两次把消费税从 5%提高到 8%、10%，其主要用途是保证医疗、长期护理、年金等社会保障支出。

要继续维持当今的医疗保障体系，就必须有稳定的财政支撑，如何应对不断增长的医疗费用将是日本今后所面临的重大问题。一方面有必要开辟财政来源的新途径，例如扩大覆盖面、调高消费税税率等，也可考虑对具有一定收入水平的人群提高自费负担，包括老年人群体；另一方面也要减少医疗支出，如削减过度的高额疗养部分，加强疾病预防等，建立高效的医疗供给体制也是可选项之一。另外，现行的财政结构主要还是由年轻人来抚养老年人，继续强化这一结构会激化两者间的代际矛盾，因此还需注意代际间的公平性。

（日本政策研究大学院大学 金贝；上海政法学院政府管理学院 罗小娟；
日本千叶商科大学商经学部 朱珉）

第五章　医疗保险的费用支付

医疗保险的费用支付是连接医疗保险制度和医疗提供体系的重要环节，医疗服务价格的定价、费用支付方式对医疗保险和医疗机构双方都有非常深远的影响。在日本，公共医疗保险对医疗机构的费用支付叫"诊疗报酬制度"①，政府对医疗费用和提供体系的调控主要是通过诊疗报酬制度进行的。

第一节　诊疗报酬制度

日本的诊疗报酬制度与第四章的国民医疗费是表里一体的关系：后者是从患者/国民的视角，推算国民在医疗机构接受诊断、治疗、处方等医疗服务时所花费的费用；而前者则是从医疗机构的视角，推算其在提供医疗服务后从公共医疗保险所获得的报酬。医疗服务与一般商品相比的特殊性在于其提供者不能任意定价，无论是医疗服务还是药品价格都需服从相关行政部门的详细规定。在日本，公共医疗保险机构支付给保险医疗机构的费用被称为"诊疗报酬"，它既可以指医疗行为、医药品等的官方价格，也可以指保险医疗费用的支付制度。

一、诊疗报酬制度概要

（一）诊疗报酬的种类与流程

日本的诊疗报酬主要分为医科、牙科和配药，患者向地方厚生（支）局长

① 其他医疗保障制度（如医疗救助、公费医疗等）的费用支付也基本参照医疗保险的诊疗报酬制度。

指定保险医疗机构或保险药店①出示医保卡并支付一定比例的医疗费，即可获得相应的医疗服务（即“保险诊疗”）。根据日本《健康保险法》第63条，医疗机构和药店向医疗保险的参保人提供治疗、药品等医疗服务的行为被称作“疗养给付”，具体包括以下五类：（1）诊疗；（2）提供医药品或治疗材料；（3）处置和手术等其他治疗；（4）居家疗养管理及相关看护；（5）医院或诊所的住院、疗养及相关看护。美容整形和体检等服务不在疗养给付的范围之内，因交通事故需要治疗以及被认定需要护理的老年人，有时需要对其给付进行限制或调整。从这个意义上讲，诊疗报酬是医疗机构提供疗养给付后从公共医疗保险的承办/经办机构（保险者）获得的相应报酬，也就是“医疗的价格”。日本保险诊疗的大致流程如图5-1所示。

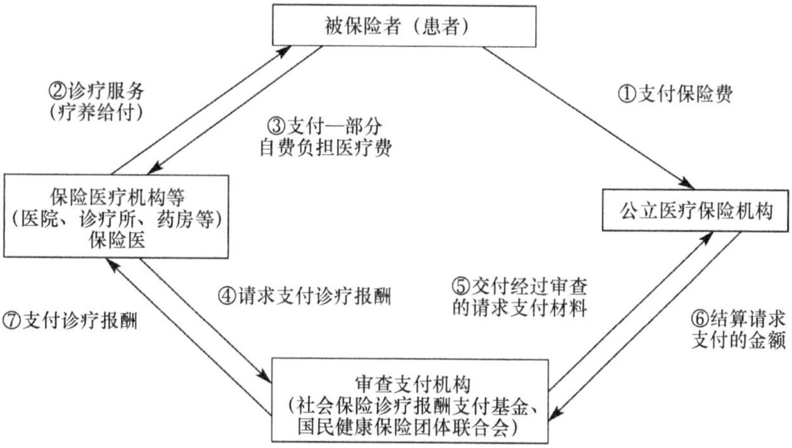

图5-1　日本保险诊疗示意图

资料来源：厚生労働省，2012. 診療報酬制度について［EB/OL］.［2019-09-01］. https://www.mhlw.go.jp/bunya/iryouhoken/iryouhoken01/dl/01b.pdf.

（二）诊疗报酬点数表

日本的诊疗报酬主要采用按服务（项目）付费的方式，即把医疗机构实施

① 保险医师和药剂师也必须接受地方厚生（支）局长的指定并登记，这种医疗机构与医务人员的双重指定要求被称作“双重指定制”。

的每个医疗行为（诊疗费、检查费、手术费、处方费等）的点数加起来，乘以1点=10日元的单价就是治疗一位患者的保险医疗费用。其中，除去10%~30%的患者自费负担，即为该医疗机构能够从保险机构（中间经过审查支付机构）获得的金额。

按照疗养给付的性质，诊疗报酬可以分为两大类：有关诊断、手术、处置等技术服务的报酬；有关药品、医疗材料等的物品价格的报酬，它以厚生劳动大臣（部长）告示的形式颁布。告示又被称为“点数表告示”，其中每个医疗行为都以“○○诊疗项目：○○点”的形式规定。此外，点数表不止列举各项诊疗项目的点数，也规定了医疗机构获取诊疗报酬需要满足的条件，例如医疗设施、人员配置标准、提供医疗行为的上限及其条件。如果违反上述条件，医疗机构申请的诊疗报酬会被审查支付机构减额（日语为“减点查定”）。因此，点数表也是医疗机构获得诊疗报酬的条件表，与《保险医疗机构及保险医的疗养担当规则》（以下简称疗养担当规则）一起对保险给付的范围和内容进行规制。

根据疗养给付的不同种类，诊疗报酬点数表又分为“别表一：医科”“别表二：牙科”和“别表三：配药”。“别表一”适用于提供医科服务的医疗机构，具体由第1章“基本诊疗费”（门诊服务的初诊费、再诊费，以及住院基本费等）和第2章“个别（特揭）诊疗费”（医学管理、居家医疗、检查、画像诊断等）两部分构成。一般情况下，诊疗报酬由“基本诊疗费”中的一项和“个别诊疗费”中实际提供的诊疗项目的点数相加得出。此外，诊疗项目中有些需要事先向地方厚生局提出申请，也有些结算规则另有详细的规定。因此，保险医疗机构等在计算诊疗报酬时，不仅需要依据“点数表告示”，也需要参考厚生劳动省保险局医疗课发布的通知或其他文件。

日本的诊疗报酬的另一重要特点是全国统一价格，即患者无论是在日本国内哪个医疗机构就诊，所接受的诊疗项目的价格都是相同的。[①] 例如，初诊费的点数为282点，患者首次就诊这一行为的单项诊疗报酬即为2 820日元（1点=10日元），并不因为医生的级别和经验有所不同。

---

① 并非所有的社会保障服务都是全国统一定价，如以老年人为对象的护理服务的价格就会根据服务的种类和提供服务的机构所在地而有所浮动。

（三）诊疗报酬点数与医疗服务成本的关系

如上所述，日本的诊疗报酬点数基本上依据医疗行为进行分类，对医疗机构的运营成本不进行直接补偿，每个诊疗项目的点数与该医疗服务的成本之间并不是单纯的一对一的对应关系。例如，医疗机构的行政人员的工资、租赁设施的成本等间接成本并不在点数表中单独列项，而是被广泛分散到住院基本费、手术费和检查费等诊疗项目的点数中。实际上，诊疗报酬的点数也并非依据医疗服务的成本设定。尽管日本政府曾在1958年试图根据技术费、人力成本和（其他）所需经费进行医疗服务的成本推算，而遗憾的是此举最终半途而废。此后，为实现诊疗报酬各个组成部分的收入平衡又进行了多次的点数调整和政策诱导，这也愈发使得诊疗报酬点数与医疗服务成本之间的关系日益松散。从这个意义上，岛崎（2011）指出日本的诊疗报酬点数其实只是一种“分配性指标”。

另外，由个人诊所的医生组成的医师会在日本的医疗保障政策制定、诊疗报酬定价中具有重要影响力（参见第八章），导致诊疗报酬点数总体上有利于诊所（制度名称也叫诊疗报酬，而不是医疗报酬），不利于拥有众多设备、护士等的医院。这也是日本的人均就诊率高、医疗机构功能分工不明确的主要原因之一（医院也靠门诊收入补偿住院收入的不足；远藤，池上，2005）。

二、诊疗报酬的调整与功能

（一）诊疗报酬的调整

诊疗报酬每两年调整一次，具体讨论诊疗项目的点数设定和支付条件的机构是厚生劳动大臣的咨询机构中央社会保险医疗协议会（简称中医协）。根据《社会保险医疗协议会法》的规定，中医协的主要职责包括对诊疗报酬、疗养担当规则以及新药和医疗器械是否适用于公立医疗保险等事项进行审议，并对厚生劳动大臣进行答复。中医协下还设有四个分会，专门调查和审议一些专项课题。一般市民可以申请旁听中医协的会议，且会议记录也会在官方网站上公开。

诊疗报酬调整的大致流程如图5-2所示。总体而言，中医协根据社会保障审议会下的医疗保险分会・医疗分会有关调整诊疗报酬的基本方针，以及上一年度末政府预算所决定的医疗费总额和调整率，对个别的诊疗项目的点数和结算条件等进行讨论。诊疗报酬的调整率分为对应医师技术费的“本体部分”和对应药品及医疗材料等的“药价部分”。由于调整率对医疗机构的收入和患者的自费负担造成直接影响，因此受到媒体的密切关注。每到诊疗报报酬调整年份的二月，中医协向厚生劳动大臣提交关于诊疗报酬点数的调整方案的建议，三月由厚生劳动大臣以告示和通知的形式发表。[①]

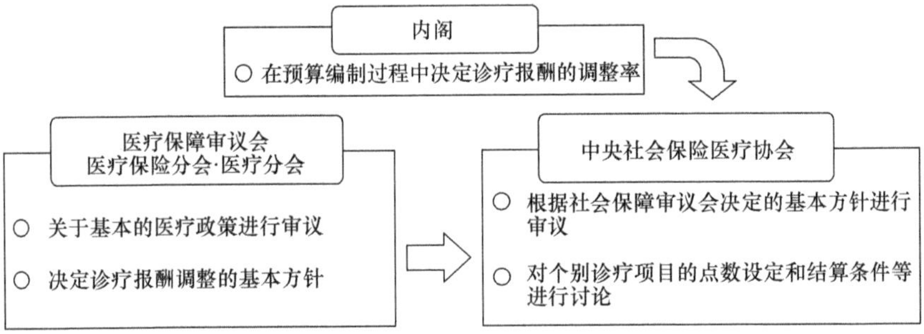

图 5-2　诊疗报酬调整的流程

资料来源：厚生劳働省，2019. 診療報酬調整の流れ［EB/OL］.［2019-09-01］. https://www.mhlw.go.jp/file/05-Shingikai-12601000-Seisakutoukatsukan-Sanjikanshitsu_Shakaihoshoutantou/0000026444.pdf.

（二）诊疗报酬制度的功能和局限性

日本的诊疗报酬制度主要具有以下三种功能。

首先，诊疗报酬制度对国民医疗费起到宏观管理的作用。由于在全民医保制度下国民有就诊自由，且医疗服务主要通过私人诊所和民间医院以实物给付的方式提供，这些因素都在推动日本国民医疗费的急速膨胀。对此，两年一次的诊疗报酬调整起到控制国民医疗费整体增长的作用，这也使得日本的医疗保险具有一些“总额预算制”的特征。

其次，诊疗报酬制度对国民医疗费的各个组成部分之间的收入分配具有调整功能。这种调整不仅限于医科、牙科和配药之间，也体现在医院和诊所间以及不同诊疗科目间的收入分配。

---

① 与此相比，护理保险制度下的护理报酬则是每三年进行一次调整，具体的护理服务项目则在社会保障审议会下的护理给付费分会上进行审议。

最后，诊疗报酬制度对保险医疗机构还具有政策诱导的功能。相关政策手段包括诊疗报酬点数的增减、修改/废除、合并、结算条件的变更等。通过这种政策诱导，政府可以促进医疗机构的功能分化和合作，重点支持紧急性或必要性较高的医疗领域，以及对医疗服务质量进行评估等。

诚然，诊疗报酬制度也有其自身的局限性。

首先，由于诊疗报酬的基本功能是向保险医疗机构支付医疗服务的费用，很难反映医疗服务技术的差异，以及不同地区提供医疗服务的特殊性。从这个意义上讲，全国统一的医疗服务价格并不利于医务人员主动提高技术水平。

其次，诊疗报酬的调整可能对医疗机构的经营造成重大影响，甚至动摇其经营的稳定性。例如 2006 年为诱导医疗机构削减疗养病床的数量，部分按诊断群付费的诊疗项目的报酬甚至低于其成本。此外，诊疗报酬的支付条件也可能在短期内被调整，无疑会给医疗机构的业务带来混乱。一些诊疗项目的价格调整还可能诱发医疗机构采取与政策意图背道而驰的行为，如 2006 年为提升看护服务的质量，增设了住院患者与看护人员比例为 7：1 的医疗机构的住院基本费，结果导致看护人员大量流入平均收入水平较高的大城市，造成地方医疗机构的人手不足。

最后，诊疗报酬的调整有时也会加重患者负担。例如为加强大医院和中小医院、诊疗所之间的功能区分，弱化大医院增加门诊服务的动机，拥有 200 张病床以上的大医院的初诊费、再诊费被设定为低于诊疗所和中小医院的价格水平。然而对于患者而言，去大医院就诊的费用更低了，反而助长了患者对大医院门诊服务的偏好。同样，如果把偏远地区医疗服务的单价设定在相对较高的水平，在患者看来医疗费的自费负担就更重了。这些无疑会加重医疗的不公平。

三、诊疗报酬的最新动向

2018 年，日本对诊疗报酬和介护报酬同时进行了调整。[①] 关于诊疗报酬的调整，社会保障审议会下的医疗保险分会 · 医疗分会决定了四项基本方

① 两者在同一年进行调整的情况每六年才会出现一次，下一次的同步调整是在 2024 年。

针：(1) 构建社区综合（医疗）保健体制，并推进各类医疗机构的功能分化和合作；(2) 实现和巩固能够应对新的医疗需求，安心、安全且被公众接受的高质量的医疗体制；(3) 减轻医务工作者的负担，推进劳动时间改革；(4) 通过提高效率和合理性，推进医疗制度的稳定性和可持续性。由此可知，加强医疗服务和长期护理服务的合作是日本社会保障发展的重点，其目标是让老年人在需要护理的阶段也能在长年生活的地方安度晚年，构建集居住、医疗、看护、预防和生活支援为一体的社区综合服务体系（日语为“地域包括ケアシステム”）。

基于上述基本方针，2018 年 2 月 7 日，中医协向厚生劳动大臣就诊疗报酬的调整进行了答复，并于同年 3 月 5 日在官报上公布。从调整率来看，诊疗报酬的本体部分这次上调了 0.55%（其中医科上调 0.63%，牙科上调 0.69%，配药上调 0.19%)，大约增加 600 亿日元的支出。与此相比，药价下调了 1.65%（其中根据实际药价下调 1.36%，为推进药价制度的根本改革下调 0.29%)，大约减少 1 600 亿日元的支出。医疗材料价格也下调了 0.09%，大约减少 100 亿日元的支出。从结果来看，2018 年度诊疗报酬的总调整率为负数，旨在推行药价制度的根本改革的同时，抑制持续增长的社会保障费，以应对伴随少子高龄化出现的国民医疗费的自然增长。20 世纪 90 年代末以来日本诊疗报酬调整率的变化如图 5-3 所示。

2018 年的一些主要调整项目包括：对一般医院的住院基本费进行再编；提高具有家庭医功能的医疗机构的初诊报酬[①]；为鼓励门诊、住院和提供上门看护服务的机构之间的合作，增设收费项目或提高价格；对社区的（上门）访问看护站新增收费项目以促进看护人才的培养；新设医生与医生之间、医生与患者之间开展远程医疗的收费项目（网上诊疗费、网上医学管理费等)；等等。

2019 年 10 月，日本政府把消费税由 8%提高至 10%。为缓解其对医疗机构等的经营造成的压力，2019 年 2 月 13 日中医协再一次调整了诊疗报酬。此次诊疗报酬的调整为了应对消费税的提高，提高了除药价以外的大多数诊疗项目的点数。主要内容包括：初诊费提高 6 点至 288 点；门诊诊疗费提高 1 点至 74 点；

① 为明确门诊服务应承担的功能，具备家庭医功能的诊疗所在提供初诊服务时可以额外请求 80 点（相当于 800 日元）的“功能强化加分”。

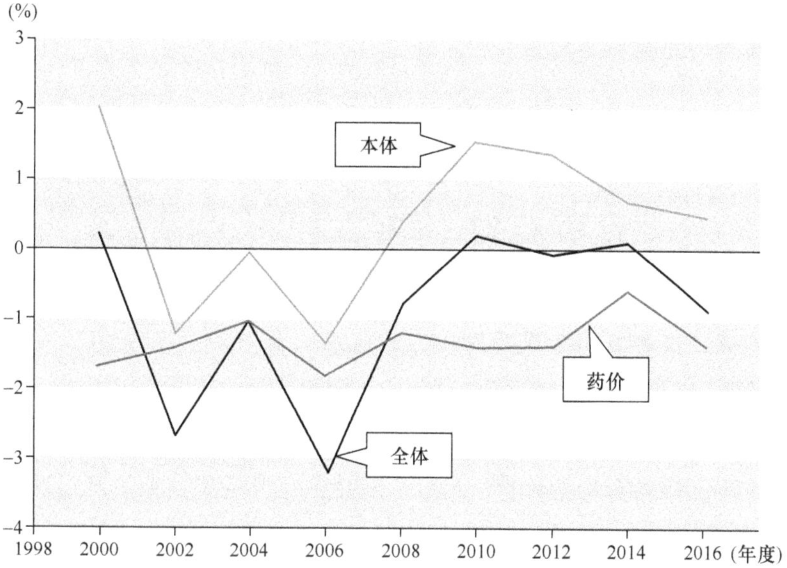

图 5-3 1990 年代末以来日本诊疗报酬调整率的变化

资料来源：東京都国民健康保健团体連合会，2018. 特集・診療報酬制度をひもとく [J]. 東京の国保，(5)：7.

急性期一般住院费 1 类提高 59 点至 1 650 点；（看护人员与患者比例为）7：1 的特定功能医院的住院基本费提高 119 点至 1 718 点；7：1 专科医院的住院基本费提高 76 点至 1 667 点等。综合来看，诊疗报酬的本体部分上调 0.41%，其中医科部分上调 0.48%，牙科部分上调 0.57%，配药部分上调 0.12%。医疗材料部分也上调了 0.03%，其中为应对消费税变动上调 0.06%，根据实际价格下调 0.02%。与此相比，药价部分则下调 0.51%，其中为应对消费税变动上调了 0.42%，根据实际价格下调 0.93%。新点数表与新消费税一同自 2019 年 10 月开始执行，为防止新旧点数表并存给医疗机构带来混乱，这次诊疗报酬调整的内容直到同年 8 月 19 日才发布。

根据岛崎（2011）的观点，理想的诊疗报酬不仅需要适当补偿医疗服务的成本，合理评估为提高医疗服务的质量及效率的投入，也要尽可能地减少相关结算业务的负担。近年的诊疗报酬调整也可以说是围绕这三个目标而展开。而是否应当适当延长诊疗报酬的调整周期（例如 3 年 1 次，也可与介护报酬同步），是否应调整点数的单价以实现对国民医疗费总额更好的管理等，也将成为日本的诊疗报酬制度今后需要探讨的课题。

第二节　对急性期住院医疗的定额支付（DPC/PDPS）

如前所述，日本的保险医疗费用支付以按服务（项目）支付为主。按服务支付一方面可以保证医生对不同患者实行“因患而医”，给患者提供足够的医疗服务，但另一方面它不能有效地控制医疗费，对不同医生或机构所提供的医疗服务的差异也不能进行合理的评价。另外，随着医疗设备和技术的迅猛发展和患者需求的高度化，偏于初级医疗（诊所）的诊疗报酬制度越来越无法保障医院经营的需要。因此，自 20 世纪 90 年代日本参照美国的 DRG，摸索适合日本社会的总额支付制度(日语为“包括払い”)，并与 2003 年在诊疗报酬制度中引进了日本版的按诊断群分类，即 DPC/PDPS（Diagnosis Procedure Combination/Per-Diem Payment System）。①

一、DPC/PDPS 概要

就像诊疗报酬制度既是保险医疗服务的官方价格，又是医疗保险的费用支付制度，DPC 也有时指患者的分类，有时指支付制度。准确地说，DPC（诊断群分类）是一种患者分类，指支付制度的时候应该用 DPC/PDPS，但这里把两者统称为 DPC。

DPC 以急性期的住院治疗为对象，根据诊断群分类，对医疗费中的部分费用，以一天（而不是以一件）为单位支付定额的诊疗报酬。制度引进初期，DPC 制度仅限于全国 82 家特定功能医院（大学附属医院、国立癌症中心等大医院），之后适用医院和病床快速增加，到 2018 年全国有 1 730 家医院、约 49 万病床适

---

① 除了针对急性期的 DPC 之外，从 20 世纪 80 年代开始对老年人疗养病床引进定额支付制度。限于篇幅这里不做详述。

用该制度，占急性期一般病床的一半以上（见表 5-1）。疗养病床、精神病床、康复医疗、“缓和医疗”① 等不适用该制度。服用保险目录新登载药品、高额药品等的患者也不适用该制度（因为没有足够的经验数据）。

表 5-1　　实行 DPC 制度的医院和病床数

时间	医院数	病床数
2003. 7	82	68 982
2004. 7	144	94 115
2006. 7	360	177 806
2008. 7	718	288 282
2009. 7	1 282	433 604
2010. 7	1 390	456 201
2011. 4	1 449	467 511
2012. 4	1 505	479 539
2013. 4	1 496	474 981
2014. 4	1 585	492 206
2015. 4	1 580	484 081
2016. 4	1 667	495 227
2017. 4	1 664	483 747
2018. 4	1 730	488 563

资料来源：厚生労働省，2013—2018. 診療報酬改定の概要 DPC/PDPS［EB/OL］.［2020-01-20］. https://www.mhlw.go.jp/content/12404000/000532234.pdf.

DPC 的诊断群分类由 14 位数字组成（如图 5-4 所示），前 6 位数表示疾病名称，后 6 位数表示治疗内容。疾病名称中主要诊断群分 18 种，细分类有 4 955 种。这些诊断群与患者的年龄、手术与否、手术和处置内容、有无副疾病、重症度等结合起来即为一种诊断群的分类。

① “缓和医疗”指对患有严重疾病的患者及家属，以减轻身心的痛苦，提高生活品质（QOL）为目的的医疗服务。

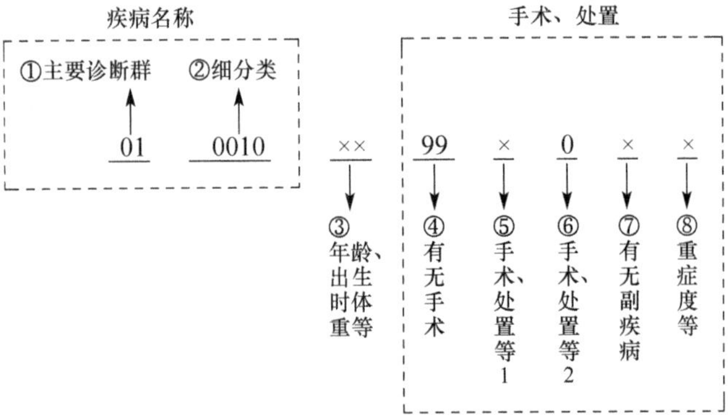

图 5-4　DPC 的诊断群分类

资料来源：厚生労働省，2018. 平成 30 年診療報酬改定の概要 DPC/PDPS［EB/OL］.［2020-02-01］. https://www.mhlw.go.jp/file/06-Seisakujouhou-12400000-Hokenkyoku/0000197983.pdf.

二、DPC/PDPS 的计算方法

对急性期住院医疗的诊疗报酬由两个部分组成：（1）与医院费用相关的诊疗报酬；（2）与医生费用相关的诊疗报酬。前者包括住院基本费用、检查、投药、注射等，后者包括医学管理、手术、麻醉等费用。DPC 是对前者（医院费用）的支付方式，而后者仍然采用按服务（项目）付费的方式。

与医院费用相关的诊疗报酬的具体计算方法如下：

按 DPC 分类的每日诊疗报酬×住院日数×医疗机构系数

其中，每天的诊疗报酬点数如图 5-5 所示分三个阶段递减。以第二阶段为标准，第一阶段的每日诊疗报酬为第二阶段的 115%，第三阶段的每日诊疗报酬为第二阶段的 85%或以下。第三阶段结束后变为按服务付费。图 5-5 中，A=B。DPC 中大部分分类适用这种递减方式，但是对于住院初期的医疗资源投入量特别多的 267 种分类，第一阶段的点数比标准案例更高一点。初期投入量较少的分类（195 分类）的递减率为 10%。

DPC 与以往的按服务（项目）付费的重要差异在于对医疗机构的种类设定了不同系数，即医疗机构系数。医疗机构系数分为两大类，一个是基础系数，另一个是功能评价系数。其中基础系数适用于所有 DPC 医院的所有患者，计算方法如下：

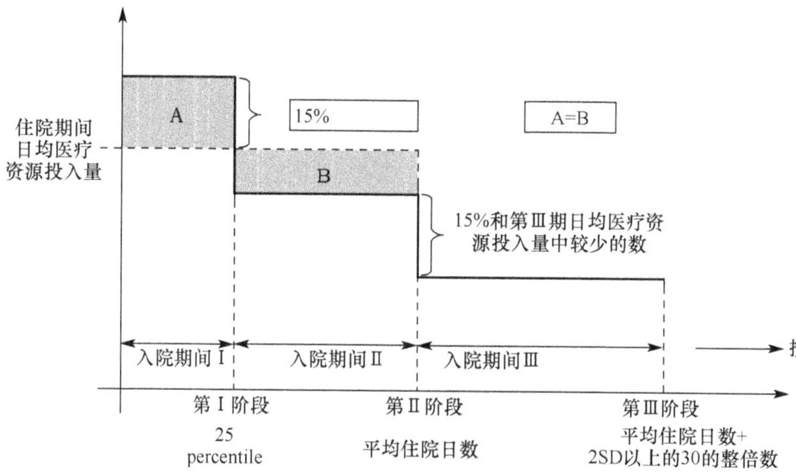

图 5-5　日均点数的设定方法（一般情况）

资料来源：厚生労働省，2018. 平成 30 年診療報酬改定の概要 DPC/PDPS [EB/OL]. [2020-02-01]. https://www. mhlw. go. jp/file/06-Seisakujouhou-12400000-Hokenkyoku/0000197983. pdf.

基础系数＝各种医疗机构群按服务付费的点数的平均值×调整率÷各种医疗机构群①DPC 点数表定额点数平均值

功能评价系数也称医疗机构系数，根据医疗机构的功能、配置以及所提交的数据而不同。功能评价系数中系数群Ⅰ适用于该医疗机构的所有患者，它根据医院的性质与体制（地区医疗支援医院、临床研修医院、医疗安全对策、感染对策、数据提交、仿制药使用体制等）、看护人员的配置、地区特性进行评估。功能评价系数群Ⅱ则根据医疗机构对整个医疗服务提供体系的效率性提高所做的贡献而进行评估，可细分为保险诊疗系数、效率性系数、复杂性系数、覆盖率系数、急救医疗系数、地区医疗系数六种。其中，保险诊疗系数医院信息的公开程度、DPC 数据的提供等确定，效率性系数中由住院日数的缩短程度、地区医疗系数评价对地区医疗的贡献程度（如接受地区内的转院患者等）而确定。

三、DPC/PDPS 的评价与最新动向

如上所述，以往的以按服务（项目）付费的诊疗报酬制度下，同一种服务

① 医疗机构群分为三个群：大学医院本院、DPC 特定医院群、DPC 标准医院群。

的价格是全国统一的，不能反映地区特性和医疗机构之间的差异（如大学附属医院和地方的中小医院）。而且按服务（项目）付费的支付方式本身没有费用控制功能，只能通过点数的调整达到控制费用的目的。包括看护人员工资在内的医院的经营成本在旧诊疗报酬制度下没有得到足够的补偿，导致医院只能靠“量”（延长住院期间和接受大量门诊）来保证收入。这一方面降低了患者的满足度，另一方面加重了医护人员的劳动强度。

引进 DPC 制度，一是为了提高医疗提供体系的效率，减少不必要的资源浪费；二是为了加强对医疗服务的质量的评估，促进治疗的标准化。制度引进初期，为了把 DPC 普及到更多的民间医院，政府保证新制度的诊疗报酬总体上不低于原来的水平。在此基础上，对那些积极进行改革、提高效率的医疗机构通过功能评价系数进行更多补偿，由此引导医疗提供体系的改革方向。

2003 年以后，急性期疾病的住院期间比以前明显缩短，说明医疗资源的使用效率提高了。在扩大 DPC 适用医院和病床的同时，政府根据医疗机构的要求不断细分分类数，从 2003 年的 2 552 种增加到 2018 年的 4 955 种（支付的分类有 2 462 种）。2010 年以后，保证原收入的过渡性措施已经废止，如何加强对医疗机构和服务质量的评估成为 DPC 的重点。

2018 年的诊疗报酬改革在原有的制度框架下对基础系数、功能评价系数进行了细部调整，尤其是加强了功能评价系数群Ⅱ的作用。包括进一步完善有关治疗内容和治疗效果的数据表格，为外部机构的质量评估提供更真实、更客观的依据。

第三节　对保险外医疗的管理

日本的全民医保制度为保障国民对医疗服务的可及性和可负担性，对患者的医疗费负担采取了诸多保护措施，如高额疗养费制度、原则上禁止混合诊疗（有限条件下的部分解禁）等。由于这些制度安排，日本很少出现因无法负担医药费而放弃治疗的情况。

一、禁止混合诊疗的法律依据

日本的医疗保险中有一条规定与我国有根本性的差异，那就是原则上禁止混合诊疗。混合诊疗中的“混合”是指接受医疗保险范围内的诊疗服务（保险诊疗）的同时，使用保险范围外的医药品或治疗法（自由诊疗）。如果患者想接受保险范围之外的自由诊疗，就需负担包括保险范围内的医疗服务的所有费用（如图 5-6 所示）。“混合诊疗的解禁”意味着是否接受自由诊疗不影响医疗保险部分的患者负担。从这个意义上讲，当前中国的医疗保险制度是建立在混合诊疗的基础上，很多高端的检查和进口药品并不在医疗保险的支付范围内。而在日本，混合诊疗被认为是关乎医疗保障制度公平性的根本问题，至今没有放弃禁止混合诊疗的原则。21 世纪以后，日本国内外要求放开混合诊疗的呼声时高时低，一些患重症的患者认为该制度违反了宪法中个人自由的保障和追求幸福的权利，进而提出诉讼。

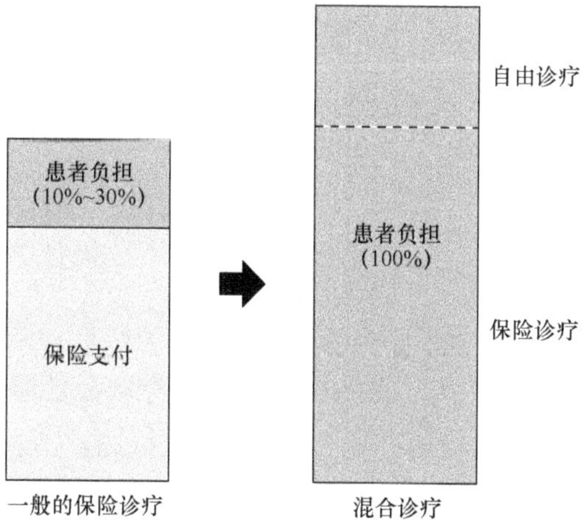

图 5-6 混合诊疗与患者负担

资料来源：作者根据相关资料制作。

从法律角度来看，日本的《医师法》保证医生具有广泛的“裁量权”，即使使用《药事法》未认可的医疗技术或医药品也不会被判定违法。然而，这种行为却有可能违反医疗保险的规定，根本原因在于公共医疗保险是以（从参保人强制征收的）保费和国家财政作为财源来进行“保险给付”。日本《健康保险法》第 2 条的基本理念规定：从医疗服务的安全性、有效性和普及性等角度出发，有必要划定保险给付的范围，以防止产生不合理的患者负担。基于《健康保险法》第 70 条第 1 项的委任而制定的疗养担当规则明确禁止保险医生进行特殊疗法以及使用、处方未经厚生劳动大臣认可的医药品。同时，保险医疗机构只能在提供保险给付范围内的医疗服务后才能向患者请求部分医疗费，否则将被取消保险医疗机构及保险医的认定资格。因此，从法律依据来看，日本的医疗保险是不允许指定医疗机构和医生进行混合诊疗的。

需要留意的是，虽然在混合诊疗争论中常见的是该制度与患者（参保人）的争论，但在本质上它是针对保险医和保险医疗机构的行为规范。如果从混合诊疗与参保人之间的关系来看，并没有法律条文规定不允许保险医和保险医疗机构使用混合诊疗，然而为保证医疗服务的不可分割性以及以此为前提的保险给付的有效性，混合诊疗在现实中仍是被禁止的。

二、对高度、先进医疗的管理

原则上禁止混合诊疗，意味着在特殊情况下可以实行。允许例外的制度是从 1984 年的特定疗养费制度开始的。

在特定疗养费制度出台之前，一些使用高价材质（如黄金等）进行的牙科诊疗、特定病房（差额病床）等医疗服务只有在一定条件下才被行政部门许可，可以与保险给付同时进行。20 世纪 80 年代，医疗机构向患者不当收取额外医疗费的现象频繁出现并成为一大社会问题，规范医疗服务的提供和收费的呼声很高。另外，医疗技术日新月异的进步也带来了新的课题，即医疗保险制度应当如何应对不断出现的先进医疗服务。特定疗养费制度由此应运而生，在此制度下被认可的自由诊疗服务分为高度先进医疗和选定疗养[①]两种类型。前者仅由大学附属医院等满足一定条件的医疗机构（特定保险医疗机构）提供，服务范围由厚

① 选定医疗指患者自己选择（选定）的、不直接影响治疗效果的医疗服务，如差额病床、牙科的材料、预约诊疗等。

生大臣对每家医疗机构进行单独规定。在支付医疗费时，除去高度先进医疗的费用后，与一般诊疗共通的部分（所谓基本诊疗部分）会通过特定疗养费的形式支付给患者。

2006 年，当时的小泉纯一郎内阁以保险外并用疗养费制度代替了实行 20 多年的特定疗养费制度。其背景有几点：第一，小泉首相本人（原厚生劳动大臣）具有较强的新自由主义倾向，支持混合诊疗的解禁；第二，日本国内主张自由市场、放松管制的团体和学派占据了政府主要职位；第三，以商业保险、医药行业为首的美国相关团体强烈要求放开医疗市场。厚生劳动省和医师会则反对全面解禁。经过几年的激烈争论，2005 年 12 月，厚生劳动大臣和内阁府负责人达成基本共识：为迅速、准确地应对患者的迫切需求，决定对先进医疗的管理制度进行彻底改革。新制度以“将来是否可能被纳入医疗保险范围内”为标准，把诊疗项目分为“评估疗养”和“选定疗养”。前者延续特定疗养费制度中的高度先进医疗，将来有可能被纳入保险范围之内；而后者被纳入的可能性小、由患者决定是否接受该服务。“评估疗养”的诊疗项目包括先进医疗、已得到《药事法》认可但尚未纳入医疗保险目录的医药品等。[①] 也就是说凡是将来有可能被诊疗报酬表收录的服务，均可被视为“评估疗养”，从而在理论上大大扩大了混合诊疗的范围。

2016 年，作为医疗领域放松管制改革的一环，安倍内阁进一步扩大了保险外并用疗养费制度的范围，在该制度下新设了患者申请疗养制度（日语为“患者申出療養制度”）。以往的保险外并用疗养费制度把管理的重点放在医疗机构，而新制度更加强调患者的选择，采用“患者申请→与主治医商量→符合资格的医院制定计划→政府的评价会议审批”的程序。而且，新制度还放宽了医疗机构的适用范围，除了大学医院等特定医疗机构外，地方的临床研究中核医院也可以进行。但实际上，这一制度的使用率并不高，根据官方资

① 需要留意的是，无论是特定疗养费制度还是保险外并用疗养费制度，两者都采用现金支付的方式为患者负担一部分医疗费，而非通过实物给付的方式直接向患者提供医疗服务。

料，2016—2017 年的两年里实际申请并实施的只有 4 例。①

三、混合诊疗争论的论点和课题

厚生劳动省至今仍在原则上禁止混合诊疗主要有两个理由：一是原本用保险诊疗就可以向患者提供必要的医疗服务，如果无限制地放开混合诊疗则有可能不当地增加患者保险外的医疗费负担；二是没有经过安全性和有效性等方面认证的医疗服务与保险诊疗同时实施，可能会诱导医疗机构向患者提供缺乏科学依据的“特殊”医疗服务。究其根本，还是在于医师与患者之间存在信息的不对称，可能导致无德医师强制患者接受不合理的治疗——也就是所谓的“大处方、大检查”问题。

从医疗保障的价值观角度看，日本的医疗保险一直追求的是“平等消费”的理念，即无论患者的收入水平多少都能得到必要且全面的治疗。然而，完全放开混合诊疗则意味着医疗保险只能保障患者最低限度的治疗，其以上的部分则需要患者通过加入商业医疗保险或全额自费的形式负担，结果很有可能是医疗服务成为“阶级消费”。当前，日本的医疗保险仍在坚持“平等消费”医疗服务的理念，这也意味着原则上禁止混合诊疗方针在短期内不会有大的动摇。

与此相比，日本国内也存在支持全面解禁混合诊疗的声音。持这种观点的人反对保险外并用疗养费制度的理论基础——医疗服务的不可分割性，认为无论是实施特殊的医疗技术还是使用未经认可的医药品，如何使用保险诊疗及保险外诊疗应当是医生、医疗机构和患者的自由。此外，全面解禁混合诊疗的支持者也批判日本政府把先进医疗纳入保险诊疗时过于谨慎，认为政府的真实意图并不是扩大医疗保险的范围，而是通过让患者自费负担基本医疗服务以上的部分来减轻公立医疗保险的财政负担。同时，主张全面解禁的人们认为，混合诊疗有利于扩大患者的选择和医生的裁量，不仅能提高医疗服务的质量，也能使低收入人群更容易接受先进医疗服务。至于医生和患者间的信息不对称，则可以通过彻底推进医疗服务的信息公开和说明义务得以消除。如果存在医疗服务的安全隐患，只需通

① 规制改革推进委员会，2018. 患者申出療養制度の現状について[EB/OL]. [2020-02-01]. https://www8. cao. go. jp/kisei-kaikaku/suishin/meeting/wg/iryou/20180403/180403iryou01. pdf.

过行政规制加以取缔即可。

对此，支持“部分”解禁混合诊疗的人们则认为，通过上述方法仍然难以解决医生和患者间的信息不对称，且全面解禁混合诊疗不仅会使得缺乏科学依据的医疗服务蔓延，也会加剧由贫富差距导致的医疗可及性的不公平。具体来看，如果全面解禁混合诊疗，医药品等的研发企业可能失去力求将产品纳入保险范围以打开市场的动力，且可能不愿接受较低的保险价格并花费大量成本进行临床试验。此外，对于先进医疗服务，在其安全性尚未得到证实前，会在保险外并用疗养费制度下对实施医疗机构的诊疗体制（医生执业年数、必要的医疗设备等）进行严格审查。一旦全面解禁，这种风险管理体制将不复存在，这无疑会对医疗服务的安全性造成威胁。至于患者的医疗费负担和医疗的可及性，患者自费范围的扩大不仅可能加重其经济负担，也可能诱导医生进行“过度诊疗”。总之，无论是扩大公共医疗保险的范围，还是扩大患者的自费范围，都可能导致国民医疗费的膨胀——这种担忧可能也是日本对全面解禁混合诊疗保留谨慎态度的根本原因。

整体而言，在日本医疗保障制度下，混合诊疗的部分解禁应当力求在保险诊疗的“安全性”“公平性”和（医学进步可能改善医疗的）“有效性”之间寻求平衡。关于混合诊疗今后的发展，可能涉及以下三个课题。首先，有必要在相关法律中增设有关原则上禁止混合诊疗的明文规定，并确保将“评估疗养”的诊疗项目纳入公立医疗保险报销范畴的透明性和合理性。其次，如何缩短日本与欧美发达国家关于先进医疗服务提供的“时差”，以及如何通过价格设定及调整等政策诱导工具促进医疗技术、医药品的创新研发，也是需要重点探讨的课题之一。此外，对于不会被纳入公立医疗保险报销范畴的“选定疗养”服务，需要根据各个诊疗项目不同的属性，对于其在医学上的必要性以及可利用的条件因地制宜地进行判断。

在少子高龄化急速发展的背景下，如果日本的医疗财政不再能保证国民能够接受必要且全面的医疗服务，是否（如果是，则应如何）扩大混合诊疗的解禁范围将会再度成为舆论关注的政治议题和道德争论的焦点。

（日本政策研究大学院大学　金贝；日本东京经济大学经济学部　李莲花）

第六章　医疗服务的提供与管理

第一节　医疗服务提供体系概述

日本医疗服务提供体系的特征是医院、医疗床位均具有明确功能分类。医疗保险对服务的管理具有重视预防、早期干预、疾病分期、护理分级，以及费用支付与结算方式具有激励与约束机制等特点。医保支付方式是根据疾病的分期采用不同支付方式，根据医疗机构的功能定位以及指标完成情况进行监管与激励支付。

一、医疗服务提供体系构成

（一）医疗设施的类型

日本的医疗服务提供体系是由医院、诊所（一般诊所、口腔科诊所）等医疗设施和医生、口腔科医生、护士、助产士等相关医务人员组成。《医疗法》规定了各种医疗设施的概念与功能，《医师法》《齿科医师法》《保健师助产士护士法》对相关医务人员进行了详细的规定。

《医疗法》规定，医生和口腔科医生提供医疗服务行为时需要在医院和诊所等医疗设施内进行。其中拥有住院床位 20 张床及以上的医疗设施称为病院，19 张床及以下的医疗设施称为有床诊所、医院，没有住院床位的称为无床诊所。诊所也称被称为医院。需要注意的是日本的医院相当于我国的社区卫生服务中心或诊所；日本的病院等同于我国的医院。

（二）医疗机构的类型

根据功能分类，医院又可以分为一般医院、特定功能医院、地域医疗支援医院、临床研究中核医院、精神病医院和结核病医院。其中特定功能医院和地域医疗支援医院具有一定的社区医疗支援功能，医院人力资源配置和设施设备配置以及双向转诊率等都有一定的要求，只有满足这些条件，才被称之为特定功能医院或地域医疗支援医院。

《医疗法》规定所有二级医疗圈内具有急救能力的市级综合医院，均可以申请为地域医疗支援病院。通过申请认证，获得地域医疗支援医院资格后，可以享有地域医疗支援医院的特殊医保待遇，同时要接受社区医院的转诊病人，支援帮助社区医院的建设，向社区开放医疗设备与医疗器材，使二级医疗圈内的医疗服务形成一个协作性服务通道，确保了各方医院的利益，达到了双向转诊的目的。

特定功能医院和临床研究中核医院的设立需要国家批准，地域医疗支援医院由省政府审理即可设立。

2018 年 10 月，日本共有医疗机构 179 090 家，其中医院 8 372 家，社区一般诊所 102 105 家，齿科诊所 68 613 家。特定功能医院（提供高精尖医疗）86 家（2019 年），地域医疗支援医院 524 家（2016 年），临床研究中核医院 11 家（2016 年）。

从医院分类来看，精神病医院 1 058 家。一般病院 7 314 家，其中拥有疗养病床的医院共 3 736 家，占医院总数的 44. 6%。有病床的社区诊所共 6 934（占一般社区诊所的 6. 8%），其中 847 家诊所拥有疗养病床；无床诊所 95 171 家（占 93. 2%）。

从医院性质来看，68. 5% 医院属于医疗法人机构，国立+公立医院合计占 18. 3%；社区诊所主要为民营，其中医疗法人和个体诊所各占 41. 9% 和 40. 6%；牙科诊所几乎都是民营机构来经营，占 99. 1%（详见表 6-1）。

表 6-1　日本医疗机构数据与性质（2018 年）

（截至每年 10 月 1 日）

	设施数（家）		对比前年		构成比（%）	
	2018 年	2017 年	增减数量（家）	增减率（%）	2018 年	2017 年
医院	8 372	8 412	-40	-0. 5	100. 0	100. 0
国立	324	327	-3	-0. 9	3. 9	3. 9
公立	1 207	1 211	-4	-0. 3	14. 4	14. 4
社会保险团体组织	52	52	—	—	0. 6	0. 6
医疗法人	5 764	5 766	-2	-0	68. 8	68. 5
个人	187	210	-23	-11	2. 2	2. 5
其他	838	846	-8	-0. 9	10. 0	10. 1
一般诊所	102 105	101 471	634	0. 6	100. 0	100. 0
国立	536	532	4	0. 8	0. 5	0. 5
公立	3 550	3 583	-33	-0. 9	3. 5	3. 5
社会保险团体组织	464	471	-7	-1. 5	0. 5	0. 5
医疗法人	42 822	41 927	895	2. 1	41. 9	41. 3
个人	41 444	41 892	-448	-1. 1	40. 6	41. 3
其他	13 289	13 066	223	1. 7	13. 0	12. 9
牙科诊所	68 613	68 609	4	0	100. 0	100. 0
国立	5	5	—	—	0. 0	0. 0
公立	262	265	-3	-1. 1	0. 4	0. 4
社会保险团体组织	7	7	—	—	0. 0	0. 0
医疗法人	14 327	13 871	456	3. 3	20. 9	20. 2
个人	53 682	54 133	-451	-0. 8	78. 2	78. 9
其他	330	328	2	0. 6	0. 5	0. 5

资料来源：厚生労働省，2018. 平成 30（2018）年医療施設（動態）調查・病院報告の概況［EB/OL］.［2019-07-10］. https://www. mhlw. go. jp/toukei/saikin/hw/iryosd/18/.

（三）医疗床位分类

根据日本《医疗法》第四次修订，医院床位可以分为五种，分别是一般病床、精神病床、传染病床、结核病床、疗养病床。其中一般病床指的是疾病急性期住院患者入住的病床。疗养病床指的是疾病恢复期、慢性病疗养期及康复期等患者入住的病床。

2018 年 10 月，医院住院床位总数为 1 546 554 张。从占比来看，病院病床中，一般病床占 57.3%，精神病床占 21.3%（其中专科精神病院病床占 15.9%），疗养病床占 20.7%。医院疗养病床和社区门诊疗养病床合计 328 015 张（见表 6-2）。

从经营性质来看，28.6%的医院床位隶属国立与公立医疗机构；1%为社会保险团体组织；70.4%为民营机构，其中，医疗法人机构开设的医疗床位最多，占 55.9%。如表 6-3 所示，社区诊所开设的床位 93.8%隶属民营机构（医疗法人+个体）。

表 6-2　　　　日本医疗机构类型与床位数量（2018 年）
（截至每年 10 月 1 日）

	病床数（张）		对比前年		构成比（%）	
	2018 年	2017 年	增减数（张）	增减率（%）	2018 年	2017 年
总数	1 641 468	1 653 303	-11 835	-0.7	—	—
医院	1 546 554	1 554 879	-8 325	-0.5	100.0	100.0
精神病床	329 692	331 700	-2 008	-0.6	21.3	21.3
精神病医院	246 288	247 595	-1 307	-0.5	15.9	15.9
一般医院	83 404	84 105	-701	-0.8	5.4	5.4
传染病床	1 882	1 876	6	0.3	0.1	0.1
结核病床	4 762	5 210	-448	-8.6	0.3	0.3
疗养病床（A）	319 506	325 228	-5 722	-1.8	20.7	20.9
一般病床	890 712	890 865	-153	-0.0	57.6	57.3
一般诊所（再次发布）	94 853	98 335	-3 502	-3.6	100.0	100.0
门诊疗养病床（B）	8 509	9 069	-560	-6.2	9.0	9.2
牙科诊所	61	69	-8	-11.6	—	—
疗养病床总数（A+B）	328 015	334 297	-6 282	-1.9	—	—

资料来源：厚生労働省，2018. 平成 30（2018）年医療施設（動態）調査・病院報告の概況［EB/OL］.［2019-07-10］. https://www.mhlw.go.jp/toukei/saikin/hw/iryosd/18/.

表 6-3 日本医疗机构性质与床位数量（2018 年）

（截至每年 10 月 1 日）

	病床数（张）		对比前年		构成比（%）		每个设施的病床数（张）
	2018 年	2017 年	增减数(张)	增减率(%)	2018 年	2017 年	
医院	1 546 554	1 554 879	-8 325	-0.5	100.0	100.0	184.7
国立	127 092	128 184	-1 092	-0.9	8.2	8.2	392.3
公立	314 668	316 804	-2 136	-0.7	20.3	20.4	260.7
社会保险团体组织	156 369	15 643	-7	0	1.0	1.0	300.7
医疗法人	865 038	865 116	-78	0	55.9	55.6	150.1
个人	17 400	20 109	-2 709	-13.5	1.1	1.3	93.0
其他	206 720	209 023	-2 303	-1.1	13.4	13.4	246.7
一般诊所	94 853	98 355	-3 502	-3.6	100.0	100.0	13.7
国立	2 198	2 220	-22	-1	2.3	2.3	10.1
公立	2 423	2 505	-82	-3.3	2.6	2.6	14.3
社会保险团体组织	—	—	—				—
医疗法人	71 166	72 824	-1 658	-2.3	75.0	75.0	14.4
个人	17 844	19 532	-1 688	-8.6	18.8	18.8	11.8
其他	1 222	1 274	-52	-4.1	1.3	1.3	13.7

资料来源：厚生労働省，2018. 平成 30（2018）年医療施設（動態）調査・病院報告の概況［EB/OL］.［2019-07-10］. https://www.mhlw.go.jp/toukei/saikin/hw/iryosd/18/.

注：一般诊疗所的“每个设施床位数”是相对于有病床诊所的数值。

二、日本医疗保险对医疗服务的管理

（一）医疗保险制度对人群的健康管理

2008 年日本建立了健诊制度，旨在进一步完善老年人的医疗保障，为医疗保险对象提供特定健康检查和特定保健指导服务。特定健康检查是指以 40～75 岁人群为对象，针对肥胖、代谢症候群开展健康诊疗，实现生活行为早期干预；65 岁以上老人健康体检时要开展身体虚弱状态评估，早期进行身体功能康复干预。

其目的，一是提高家庭生活的保障，二是通过对生活行为性疾病的早期预防来达到抑制医疗费用的作用。根据特定健康检查和特定保健指导的实施情况来看，有效减少了医疗支付的金额。健康诊断和保健指导不仅与大家的健康息息相关，更对保健组合的财政有着重大的影响。

（二）医疗保险制度对医疗服务的管理

为使不同阶段医疗服务得到合理、准确的医保支付，日本医疗保险制度首先对不同阶段医疗服务进行划分，根据不同服务来决定支付方式。

1. 医疗服务的划分

日本将疾病分为急性期、亚急性期、稳定期、恢复期、维持期和临终医疗，临终医疗又被称为缓和医疗。一般以 26 个住院日为节点来划分急性期和非急性期。疾病非急性期的医疗护理，既包括亚急性期医疗护理服务和急性期后医疗护理服务，还包括在养老服务机构提供的长期护理服务。

日本对医疗的评估主要是由医生来决定，病程 6 个月以上的长期护理服务需求评估则是通过日本介护保险①法律规定的长期护理服务需求评估软件来进行评估，符合介护保险支付范畴的服务属于“养”的范畴，属于医疗保险支付的服务则认为是医疗服务，由专业医务人员提供。

疾病急性期医疗服务目的是抢救生命，医疗保险支付模式通常为按病种付费方式，也就是 DRG，日本采用的是按日进行支付的 DPC 模式。亚急性期医疗服务的目的是治疗疾病，恢复功能，这个阶段医疗保险多采用按单元付费（也就是按床日付费）。发病 3~6 个月期间为医学护理、康复医疗期，属于慢性医疗期，医疗保险支付方式多采用病例组合的方式，实行按资源利用分类（RUG）支付方式。这个时期康复医疗服务的目的是恢复肢体功能，预防失能。因此对康复医疗服务的支付要实行康复服务效果评估，只有改善身体功能的有效康复，才予以支付。

2. 医疗护理服务与长期护理（介护）服务的划分以及保险支付

患者发病 6 个月以后，疾病进入维持期状态，这个时期医疗服务需求明显减

---

①　根据日文“介护”（英文为 long-term care）的内涵以及本书稿编写标准的要求，也为了区别医学护理与生活护理内涵的差异，这里日文“介护”翻译为“长期护理”。介护保险翻译为“长期护理保险”。日文法律词语以及机构名称（介护医疗院等）等固定词语，我们用日文汉字原文（中文）来表述。

弱，生活护理服务需求增加。因此，日本等许多国家通常将患者失能状态达6个月及以上的时间点界定为长期照护保险申请条件，也就是我们所说的医养结合中“养”的时间点，即长期护理的时间点。这个时间点的老人由于病情复杂、需求多样化，因此提供的服务也具有多元性。

发病时间达半年以上进入长期护理服务状态时的老人，服务主要由护理保险支付，其中与长期护理服务密切相关的12项医疗护理服务，医疗保险规定也由护理保险支付。12项医疗服务分别是：静脉注射、中心静脉营养、透析、人造肛门的护理、吸氧疗法、气管切开或使用呼吸机的呼吸管理、气管切开的处置、疼痛护理、鼻饲护理、监护仪的管理、褥疮的处置、导尿管的管理。

但是在社区或养老机构的老人，出现以下情况时，则由医疗保险支付。①养老机构患者病情变化，需要转诊到医院或转到医疗床位，由医疗保险支付。无法转院或转到医疗床位的情况下，由专门设置的特例医疗保险项目来购买医疗服务。②居家老人出现社区医疗服务需求时，疾病急性期发作，旧病复发症状加重，日托长期护理中心重度认知功能障碍老人出现医学处置时，社区长期护理服务中晚期癌症患者和其他疑难杂症患者出现特殊护理服务时，由医疗保险购买服务。

2018年，为促进医养服务有效结合，日本对医养服务机构功能进一步分类，成立了“介护医疗院”，介护保险中支付的医疗服务内容进一步扩大，详细见后文及图6–1和图6-2。

（三）对机构功能定位与管理

无论是医疗机构还是长期护理机构均具有明确功能分类。例如医疗机构中设立有特定功能病院、地域医疗支援病院。长期护理服务机构中主要设立有医养结合服务为主的介护医疗院，提供康复功能训练、改善老年身体自理能力、争取早日回归社会功能为主的介护老年保健设施，以及提高老年人生活质量为主的特别养护老人院等。医疗保险的支付根据医院的功能定位以及指标完成情况进行监管与支付。

1. 医疗机构

（1）特定功能病院

特定功能医院指的是那些具有 400 张及以上床位，拥有 16 个及以上的诊疗科室，具有丰厚的医疗人力资源配置，具备完善的医院管理制度，能够提供高度医疗、开发高度医疗技术以及实施高度医疗相关研修能力的大型医院。

（2）地域医疗支援病院

为了促进分级诊疗、完善三级医疗圈建设，日本医疗制度规定，三级医疗圈内各医疗机构要根据各自功能定位开展合作，因此建立了日本地域医疗支援病院制度。

根据《医疗法》第 4 条，如果医院达到以下几个指标，就可被认定为地域医疗支援型医院。具体指标如下：①病院的床位数量在 200 张以上；②入院患者中由其他医院转诊过来的患者比例达 80%以上（申请当年可以为 60%），或转诊患者比例为 40%，同时向社区医院逆向转诊率达 60%以上；③向其他医疗机构开放大型医疗设备与床位，共享医疗资源；④负责提供该区域医务人员终身医学教育与研修的机会；⑤具有急救医疗的能力。

《医疗法》规定，地域医疗支援医院负有向社区开放医疗设备，接受社区医院的转诊患者，支援社区医师的培训等责任，同时可以享有国家的特殊补贴政策。这样，二级医疗圈内的医疗服务形成了一个协作性服务通道，在医疗服务价格上确保了各方医院的利益，达到了双向转诊的目的。

医疗保险支付时，对这类医院的支付除了一般医疗服务支付以外，还设立了医院管理费用，根据医院平均住院日及双向转诊率完成情况，对医院进行奖励，改善医院医务人员双向转诊的积极性。

（3）医疗疗养型机构/介护疗养型机构

医疗疗养型机构指的是具有医疗疗养病床的医院。医疗疗养病床收住的是那些急性期过后需要提供持续性医疗服务以及积极康复训练预防残疾的患者。住院时间根据疾病病种不同而不同，例如骨折术后需要康复训练的患者，医疗保险制度规定 90 日以内的康复医疗服务可以报销；而脑卒中病种，从发病到 180 天以内提供的持续性康复医疗服务都在医保报销期限内。2018 年，医疗疗养型机构平均住院日为141.5天（见表6-4）。

表6-4　　不同功能医院床位平均住院日（2018年）　　天

	平均住院日数		比上年增减数
	2018年	2017年	
医院			
所有病床	27.8	28.2	-0.4
精神病床	265.8	267.7	-1.9
传染病床	8.3	8.0	0.3
结核病床	65.6	66.5	-0.9
疗养病床	141.5	146.3	-4.8
一般病床	16.1	16.2	-0.1
介护疗养病床	311.9	308.9	3.0
介护疗养病床去除全病床	27.0	27.2	-0.2
拥有疗养病床的诊疗所			
疗养病床	97.98	96.2	1.7
介护疗养病床	132.2	125.9	6.3

资料来源：厚生労働省，2018. 介護療養病床・介護医療院のこれまでの経緯［EB/OL］.［2019-07-10］. https://www.mhlw.go.jp/content/12300000/000337651.pdf.

注：1. 平均住院日的计算公式参见4页。

2. 由于2018年7月暴雨的影响，在2018年7月份、8月份的报告中，广岛县的医院一个设施（尾三医疗园），由于没有报告而为纳入统计。

介护疗养型机构指的是拥有长期护理疗养病床的医养结合机构。介护疗养型床位收住的患者通常是那些病情稳定，不需要特殊诊治，但是因为装有医学导管等需要医学护理与管理，以及有长期护理服务需求的患者；提供的是医疗、康复、照护多元化综合服务。这类病床属于典型的医养结合病床，因此住院时间较长，为311.9天。这也是近年来减少社会性住院医疗改革的重点，如何减少这类病床的数量与住院时间，让患者回归社会是日本医疗改革的重要内容。这种病床提供的服务根据服务内容分别由医疗保险和护理保险支付。但12项基础医学护理服务也划分在护理保险支付内容里。

为减少社会性住院带来的医疗费用增加，2018年，日本对上述机构进一步进行功能分类，将原来的介护疗养病床与老年保健设施的功能进行整合与详细划分，拟于 2023 年取消介护疗养型机构，同时成立隶属于长期护理服务机构分类的“介护医疗院”，细化医养服务需求与提供方，扩大护理保险中对医疗服务内容的支付范畴（如图 6-1 所示）。

	医疗疗养病床		介护疗养病床	介护医疗院		介护老人保健设施	特别养护老人院
	疗养1·2（20:1）	临时指标（25:1）		Ⅰ型	Ⅱ型		
功能	医学管理、积极康复训练，预防/减少残疾（医学康复）		面向具有医学护理与长期生活护理需求的患者，提供医学管理下的长期护理服务和必要的医疗等	面向身患慢病的失能失智老人，提供医养服务的长期疗养与生活设施		以康复训练为主、以复健回家为目的的长期护理服务机构	为失能失智老人提供以生活服务为主的长期护理服务设施
病床数	约15.1万张	约6.5万张	约5.5万张	——	——	约36.8万张	约56.7万张
设置根据	医疗法（医疗促供机构）						老人福祉法（老人福祉设施）
	医疗法（医院·诊所）		医疗法（医院·诊所） 介护保险法（介护疗养型医疗设施）	介护保险法（介护医疗院）		介护保险法（介护老人保健设施）	
设施标准 医生	48:1（3人以上）		48:1（3人以上）	48:1	100:1	100:1（1人以上）	健康管理和疗养指导的必要人数
设施标准 护士	4:1	2:1	6:1	6:1	6:1	3:1 护士:护理员=2:7	3:1
设施标准 护理员	4:1		6:1~4:1	5:1~4:1	6:1~4:1		
面积	6.4m²		6.4m²	8.0m²以上		8.0m²	10.65m²（原则上是单间）
设置年限	——	——	截至2023年年底	2018年4月开始施行		——	——

图 6-1 日本机构功能分类

资料来源：厚生劳働省，2018. 介護療養病床・介護医療院のこれまでの経緯［EB/OL］.［2019-07-10］. https://www.mhlw.go.jp/content/12300000/000337651.pdf.

2. 长期护理机构

日本长期护理服务机构有三种（如图 6-1 和图 6-2 所示）：介护医疗院、介护老人保健设施和特别养护老人院，其中介护医疗院的老人多合并各种并发症，医学护理服务需求较多；介护老人保健设施的住院老人多以康复训练为主，以回归社会、适应居家生活为目的；特别养护老人院收住的老人多以生活护理为主的老人，以提高生活质量为目的。

（1）介护医疗院

介护医疗院主要收住具有医疗服务需求的需要提供长期护理服务的患者。根据入住患者的医疗和护理服务需求评估程度又分为两种类型，无论哪种类型均属于长期护理服务机构，遵从介护保险法的规定。介护保险法规定，常规的医疗服务，例如日常的医学管理费用、常规药物管理、平日的静脉注射等基本医疗护理服务，以及简单的超声检查、拍片检查等服务等，可以由护理保险来支付。患者出现急性医疗服务需要进一步检查或手术时，费用由医疗保险支付（如图 6-2 所示）。

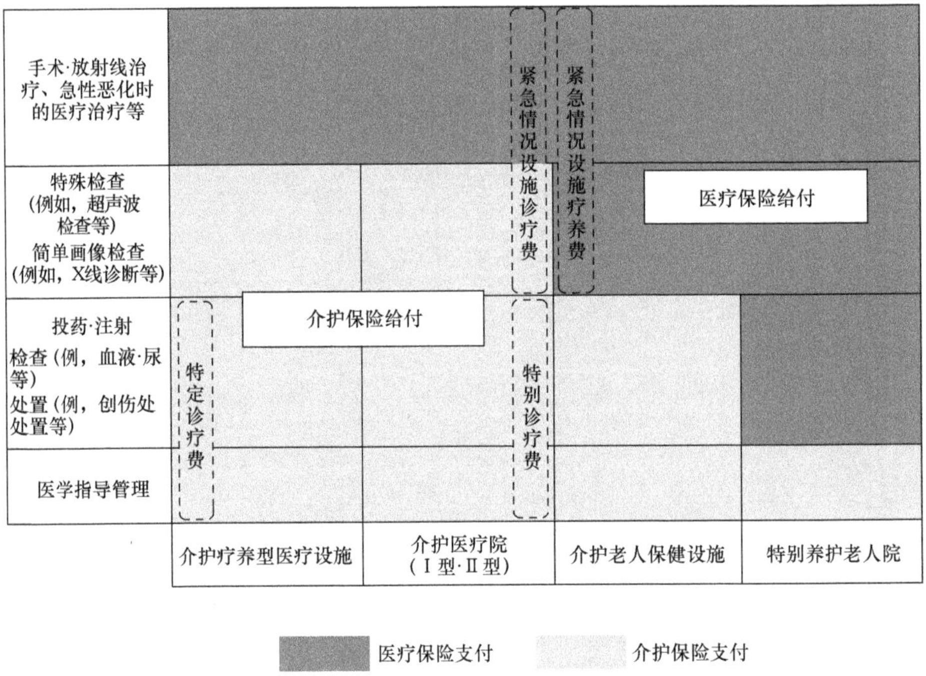

图 6-2　日本介护医疗院服务内容与保险支付

资料来源：厚生劳働省，2018. 介護療養病床·介護医療院のこれまでの経緯［EB/OL］.［2019-07-10］. https://www. mhlw. go. jp/content/12300000/000337651. pdf.

根据收住患者的服务需求不同，介护保险法把介护医疗院又分为Ⅰ型和Ⅱ型，两种类型的核算条件及核算方式不同。具体如下：

1）Ⅰ型介护医疗院的核算条件及费用

①入住者中，重度身体疾患以及患有认知症身体并发症的老年人（患认知症的恶性肿瘤患者及帕金森等病症，认知症日常生活自立度Ⅲb 以上）需占总人数的 50%以上。

②入住者中，吸痰、胃管营养或注射胰岛素的人数需占总人数的 50%以上。

③入住者中，拥有以下情况的人群占10%以上：a. 经医生判定，患有在医学上没有恢复可能的疾病的患者；b. 经入住者及其家属同意，为其制定临终关怀计划的患者；c. 医生、护士、长期护理人员等共同协作，随时应对入住者及其家属的需求，向其本人及家属说明情况，征得同意后开展临终关怀服务。

④开展维护和改善生活机能的康复活动。

⑤开展区域贡献活动。

2）Ⅱ型介护医疗院的核算条件及费用

①满足下列条件之一：a. 需要进行吸痰、胃管营养护理的老年人占比15%以上；b. 患有轻微精神症状、并发症及重度身体疾患，需要专业医疗的认知症老年人（认知症的日常生活自理度M）需占总人数20%以上；c. 患有明显精神症状、并发症及重度身体疾患，存在日常生活障碍症状，行动、意志传递存在困难、需求频繁，需要专业医疗的认知症患者（认知症的日常生活自理度Ⅳ以上）需占总人数25%以上。

②具备临终关怀体系。

（2）介护老人保健机构

介护老人保健机构属于长期护理服务机构，主要收住那些医疗疗养病床患者出院后，要经过长期护理等级评估，符合评估标准的老年患者，除了提供基本生活护理以外，还为入住老人提供大量康复训练服务，目的是通过康复服务干预，提高老人生活自理能力，帮助其早日回家、回归社会。保险支付方面，日常医学保健指导以及常规药物管理。平日的静脉注射等基本医疗护理服务可以由介护保险支付，但是特殊检查（拍片、超声等）以及急性医疗诊治服务由医疗保险支付。

（3）特别养护机构

特别养护机构相当于我国的养老院，收住的对象多为以医疗护理服务和康复服务需求较少、以生活护理为主的生活完全不能自理的老人，提供服务的目的是提高老人生活质量。护理保险支付内容只包括日常医学指导（慢病管理），发生的医疗服务均由医疗保险支付。

（四）对医疗与长期护理服务的衔接与传递的管理

为促进医疗与长期护理服务的有效传递，医疗保险制度规定，各医院之间要制定患者出院管理制度（IDEAL 出院援助计划），建立患者出院管理流程。由医学社会工作者为主要执行人。

具体来说，患者出院前一周，医院召开患者出院会议，参加人员包括医生、护士、康复治疗师、护理管理员、营养师、药剂师、医学社会工作者、患者及家属等。

会议讨论内容主要包括：患者出院护理需求评估（出院时的状况、服务的利用），介护保险等级评估，出院援助事项，回归社会能力援助。

保险支付：医疗保险对医疗服务的购买中，设立了医院管理科目，用于购买患者从医院到家庭的过渡期护理管理服务。

年轻患者出院时，通常是完全治愈回归社会；但是老年患者出院时，通常伴随有长期护理服务需求。因此出院援助计划中，将老人出院状态分为三类——失能老人、认知症老人（特别是阿尔兹海默病老人）、虚弱老人，对不同老人给予不同的康复干预服务和对应的护理服务。

IDEAL 出院援助计划

Include：患者和家属全程参与出院援助计划制度

Discuss：与患者和家人讨论的五个重要问题：（1）描述家里的生活会是什么样子；（2）复查药物；（3）突出警告标志和问题；（4）解释检查化验结果；（5）随诊建议。

Educate：用通俗易懂的语言向病人和家属进行宣教，包括了解患者的病情、出院流程以及在整个住院期间的每一个治疗过程与下一步治疗计划。

Assess：评估医生和护士如何向患者和家属解释诊断、病情和患者下一步护理方案，并对患者进行回访。

Listen：倾听并尊重患者和家人的目标、偏好、观察结果和顾虑。

三、保险制度对服务的管理与顶层设计

（一）制订医疗计划

日本《医疗法》（昭和 23 年法律第 205 号）第 30 条第 4 条明确提出了如下的医疗计划（如图 6-3 所示）。

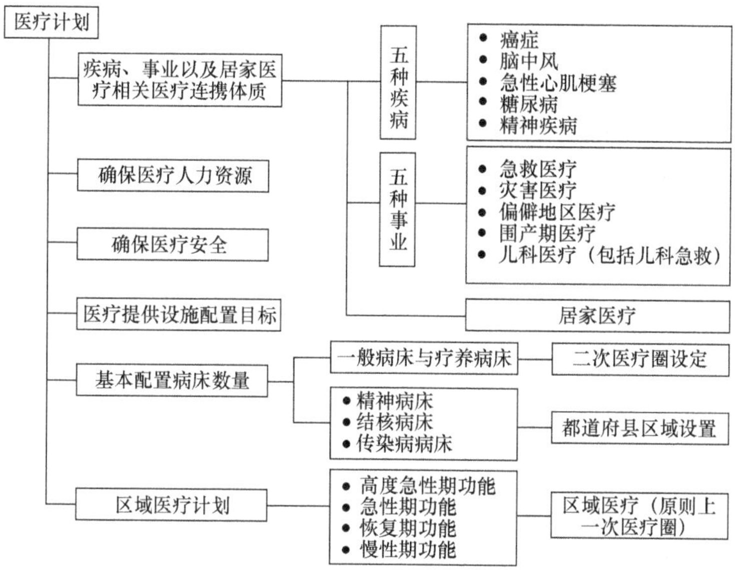

图 6-3　日本医疗计划整体框架

资料来源：尾形裕也，2018. 日本の医療政策と地域医療システム［M］. 東京：日本医療企画，44.

1. 制定了关于疾病/事业/社区医疗相关医疗提供合作体制。

主要制定了癌症、脑中风、急性心肌梗死、糖尿病以及精神疾病五种疾病，以及急救医疗、灾害医疗、偏僻地区医疗、围产期医疗和儿科医疗（包括儿科急救）五项事业医疗提供管理体制。

各地方政府（都、道、府、县）在制定医疗提供体制时，特别是在上述五种疾病、五项事业医疗以及社区医疗提供体制构建时，首先要明确每种疾病或每项事业医疗所需的医疗功能，其次要明确各医疗机构承担怎样的作用，最后要了解推进医疗合作体制政府需要做哪些事情；并且要具体掌握各自所要求的医疗功能，并根据其特性及地域的实际情况采取相应的对策。

2. 划分医疗服务圈，制定医疗床位按功能分类，提出了确保医疗人力资源以及确保医疗安全等要求，提出了医疗提供设施的配置目标等。

（二）促进不同组织机构间功能合作

日本医疗保险制度主要将医疗服务分为三大类，分别是一般医疗服务与管理、医养结合服务与管理、罕见病（包括疑难性疾病）医疗服务与管理。根据不同医疗服务分类制定相应的保险支付与管理模式。

为了建立适应高龄社会的医疗服务体系，确保老年人人生不同阶段都能够得到应有的服务，同时加强老年健康干预、提高老年人身体功能、防治老年失能失智，2012 年日本从社会保障制度顶层设计出发、制定了税收制度一体化的改革方案后，提出了以下五个领域的重点建设工作。（1）加强对医院/病床进行功能分类，加强不同功能医院/病床之间的合作；（2）完善社区医疗服务能力建设；（3）完善居家长期护理综合服务体系，强化长期护理服务管理，完善居家服务；（4）建立机构内服务单元；（5）加强重点领域的能力建设。

2015 年，日本又建立社区医疗联合推进法人制度（地域医療連携推進法人制度），从法律层面为社区医养服务结合机构的建立提供了保障，加强社区医疗、保健、长期护理一体化无缝对接服务，并制定了推进医院等相关组织（医院、诊所、长期护理机构）业务合作方针（医疗合作推进方针）。

为加强社区综合医疗长期护理服务体系建设，日本建立了 24 小时对应的社区医疗支持诊所，上门服务护理站，规定了医疗、长期护理人员复数配置，设立了其他医疗、护理、康复、长期护理等人员综合服务场所等。分别建立了认知症老人和临终关怀老人医养结合服务体系。

第二节 《医疗法》与医疗法人制度

一、《医疗法》

日本于 1948 年（昭和 23 年）制定了《医疗法》，至今先后经过了 8 次修订。《医疗法》是一部关于医院（诊所、助产所）的开设、设施设备和人员的配置等管理制度，关于医疗法人，医疗广告的限制，都道府县医疗计划制定等相关内容制定的法律。共包括 9 章，分别是：总则，医疗选择支援，医疗安全，医院/诊所/助产所，医疗提供体制，医疗法人，地域医疗连携推进法人，其他和处罚。

《医疗法》规定了医疗机构的性质、功能与标准，《医疗法》第 1 条第 2 款还明确规定了以“尊重生命，维护患者的尊严，建立良好的医患信赖关系”为理念，并明确了医疗的内容不仅仅包括临床疾病治疗，还应该包括预防保健与康复。同时《医疗法》中又规定，通过知事审批民间可以自由开设医院，但是必须是非营利性机构。患者就医时不受地理位置限制，可以选择自己喜爱的医院。各医院之间可以在国家医疗规划范围内开展正常竞争，不允许对其他医院在营业区域、医疗器材购入等方面进行排挤打压，否则就是违反《禁止垄断法》。1950 年，又制定了医疗法人制度，保证了民间医疗机构的正常运营。

日本政府认为，民间医院之间的正常竞争可以提高效率，另外医疗服务中除了传染病以及公共卫生服务领域以外，大部分的医疗比如癌症、心脏病等的医疗服务都不是公共产品，是可以看作为私人产品来进行分配的，故而医疗服务可以由民间医疗机构来提供。不设立守门人制度，患者可以自由选择医院是因为医疗保障资金来源于社会统筹，因此就医不受限制是医疗资源公平分配的表现。1957 年，日本政府又制定了《租税特别措置法》（中文为《特殊税务措施法》），从税收方面保护了民间医疗机构，同时又起到了监督管理的作用。

二、《医疗法》的修订与演变

（一）《医疗法》的第一次修订

20 世纪 80 年代以后，由于老年免费医疗制度及高额疗养费制度两项福利制度的实施，使日本的医疗需求剧增，医生数量及病院床位数量都出现相对不足。公立医院的床位数量又受《医疗法》的制约无法扩大，民间医院数量得到了很大发展。这时发生了震惊日本的埼玉县富士见妇产科事件①，这次事件让日本政府对如何管理民间医疗机构及监管医疗法人的行为进行了深入的探讨，并于 1985 年对《医疗法》进行了第一次修订。除了完善对医疗法人的监管以外，各都道府县还制定了地方医疗计划，以应对人口老龄化带来的疾病结构变化和医疗费的增加。

第一次修订后的《医疗法》，制定了医疗计划制度、医疗法人制度，规定了

① 富士见妇产科事件：1980 年日本所沢市富士见妇产医院的医生，为了追求利润，对患者进行没有必要的手术，摘除了患者正常的脏器，在当时影响极度恶劣。

医疗机构的各项标准。医疗计划中明确规定了三级医疗圈制度，保证了农村偏僻地区的医疗服务。医疗计划规定，三级医疗圈以日本都道府县的管辖范围为医疗服务半径，由各大学的附属医院提供高层次的医疗服务与医学教育；一级医疗圈以社区基础医疗服务为主要内容，由当地社区医生担任医疗任务；二级医疗圈通常为地市级医院服务圈为管辖范围，提供一级医院无法进行的大部分医疗。同时在充分考虑到各医疗圈内患者可能外流的情况下，计算出潜在的患者人数并以此为依据规定各医疗圈内医疗床位的数量，抑制医疗资源的过度消耗。

《医疗法》的第一次修订，还对医疗机构的经营方法及基本功能进行了多次探讨，明确了医疗机构的性质不仅仅是非营利性还必须要保持公益性。因为虽然当时98%的医院是以医疗法人形式经营的民间医院，但是该医疗法人机构在经营中，其经济收入的一半以上来源于医疗服务，而医疗服务是由国家医疗保险机构通过支付医疗费的形式来购买，医疗保险费用是社会统筹、国家福利保障的一部分，故而民间医疗法人经营的医院资产大部分来源于国家社会保障，理应保持公益性。

（二）《医疗法》的第二次与第三次修订

1992 年日本进行了第二次《医疗法》修订，1997 年又进行了第三次修订。这两次修订主要是完善医疗机构功能定位，明确医疗设施功能区分；制定了特定功能医院（提供高度医疗服务为主）和地域医疗支援病院制度。规定所有二级医疗圈内具有急救能力的市级综合医院，均可以申请为地域医疗支援病院。通过申请认证，获得地域医疗支援病院资格后，可以享有地域医疗支援病院的特殊补偿待遇，同时要接受社区医院的转诊病人，支援帮助社区医院的建设，向社区开放医疗设备与医疗器材，使二级医疗圈内的医疗服务形成一个协作性服务通道，确保了各方医院的利益，达到了双向转诊的目的。

（三）《医疗法》的第四次修订

2000 年《医疗法》进行了第四次修订，将原来的一般病床划分为一般病床与疗养病床，针对不同的床位类型，制定了不同的住院日数与收费标准。为减少医疗费总开支，减少患者平均住院日数，日本政府在参考美国的医疗费支付方式 DRG/PPS（Diagnosis Related Group / Prospective Payment System）的基础上，结合日本的实际情况将急性期住院医疗费的支付方式进行改进，改为 DPC/PPS

（Diagnosis Procedure Combination/ Prospective Payment System）制。2000 年首先在各大学附属病院中开始试行。

（四）《医疗法》的第五次修订

2006 年日本《医疗法》进行了第五次修订。这次修订的主要内容是确立了“以患者为本，建立一个与人口老龄化社会对应的高效率医疗提供体制”的理念，明确了“以预防为主，加强医疗机构的功能分工与协作，推进医疗信息服务，确保医疗质量，确保高质量人才”的目的。主要从医疗保险制度、医疗提供体制、生活习惯病的预防对策以及护理保险制度四个方面进行了大幅度的改革。

（五）《医疗法》的第六次修订

2014 年《医疗法》进行第六次修订，指出在地方政府主导（都道府县）下，原有的医院联合服务体系向建立地域（社区）整合性服务体系建设过渡。具体来说，以现有的医院床位功能区分与彼此合作制度为中心，在此基础上加强社区居家医疗服务建设，加强医疗服务综合团队建设，制定医务人员人才确保制度以及工作环境改善制度，完善医疗事故调查制度，加强临床科学研究等。

（六）《医疗法》的第七次修订

2016 年日本《医疗法》进行第七次修订，创立了地域医疗合作推进法人制度，并重新修订了医疗法人制度。

地域医疗合作推进法人制度规定了法人资格为一般社团法人（地域医疗合作推进法人），以区域医疗合作推进法人为目的，还规定了推进提供地区医疗的多家医院（医疗法人等）的业务合作方针（医疗联合推进方针），医务人员的研修、医药品的供给、资金的贷款及其他业务（医疗合作推进业务），调整在地域医疗设想中的适合医疗服务需求的病床数等。

修订了医疗法人制度，主要包括确保医疗法人经营透明化、强化治理、整顿医疗法人（社会医疗法人、特定医疗法人、出资权和医疗法人除外）分割的规定，以及社会医疗法人认定的规定等。

（七）《医疗法》的第八次修订

2017 年日本《医疗法》进行了第八次修订，强化了有关医疗广告限制，放宽了对没有出资权的医疗法人过渡计划认定制度的要求，完善了有关医疗机构开设者的监管规定，制定了检验质量和精度管理规定。将税务局判断的课税基准移交给厚生劳动省。对于一般社团法人、一般财团法人等医疗法人以外的医院开设者，也设立了与医疗法人相同的监督规定。对在医疗机构进行的检验等检查，规定了相关质量标准、精度检验标准等事项。

三、医疗法人制度

（一）医疗法人

日本的医疗法人分为社团医疗法人与财团医疗法人两种类型。根据医院的规模又分为病院医疗法人与一人医师医疗法人；根据组织形态又可分为特定医疗法人、特别医疗法人与出资额限度医疗法人。其中以拥有医院资产权的社团医疗法人为众，占所有法人总数的98%。无论哪种医疗法人都必须是由具有医师资格的医生来担任。特定医疗法人、特别医疗法人、财团医疗法人这三种形式的医疗法人机构公益性较强，经营时享受国家《租税特别措置法》（中文为《特殊税务措施法》）的待遇（法人税19%，其他情况法人税为23.2%）。病院经营规模可以扩大，但是三种医疗法人在创建医院时个人投入的资金则被视为上交医院，医院解体时不可以分配医院的资产。

拥有医院资产权的社团医疗法人机构则被认为是拥有医院资产配额，医院解体时可以分配医院资产的医疗法人，要按时缴纳课税。同时规定，该法人机构内部理事应由不同的人群构成，理事中具有亲属关系的人数不可以超过一半，投资总额也不可以超过50%。

2007年（平成19年），医疗法人制度进一步改革（如图6-4所示），废除了原有的拥有医院资产权的社团医疗法人和出资额限度医疗法人两种资格，成立了不拥有医院资产权的社会医疗法人制度，主要承担高度公益性的医疗服务。同时将原有的拥有医院资产权的社团医疗法人和出资额限度医疗法人向基金拠出型医疗法人[①]过渡。医疗法人制度进一步保证了医疗机构的非营利性，对于社会上一

① 基金拠出型医疗法人（中文为基金捐赠型医疗法人），是指在成立医疗法人机构时该法人自己投入的资产在医院解体时可以全额返还，但是不附带任何利息，并且对自己投资额以上的医院财产不可以进行分配。剩余的医院资产可以捐赠给其他组织，但必须是国家厚生劳动省认定的机构。

般认为的“营利性医院会提高医疗服务效率”这种说法认为缺乏客观依据，故而拒绝营利性医疗机构进入医疗市场，但是在内部管理方面建议采用营利医院的手法来提高非营利机构的管理效率。

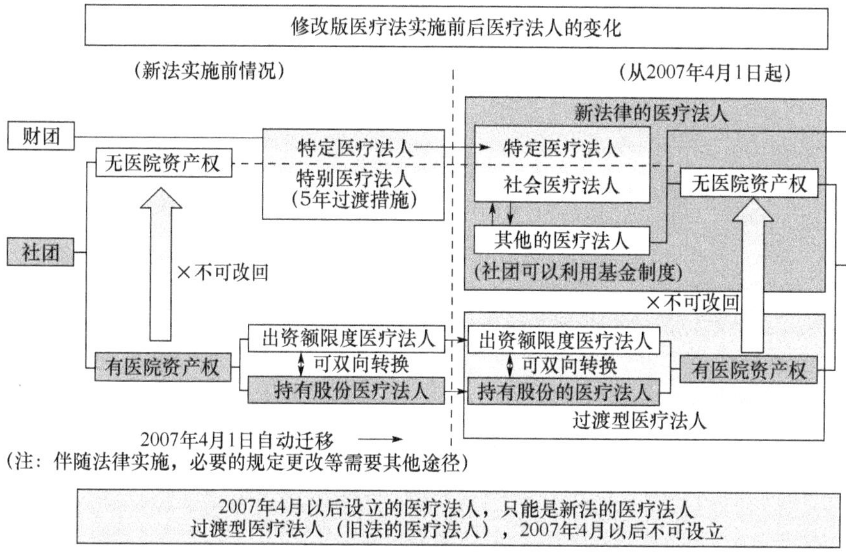

图 6-4　日本医疗法人的变更

资料来源：厚生劳动省，2007. 医疗法人类型［EB/OL］.［2019-07-10］. https://www.mhlw.go.jp/file/06-Seisakujouhou-10800000-Iseikyoku/0000207155.pdf.

（二）地区医疗合作推进法人

地区医疗合作推进法人，是由都道府县知事批准（医疗联合推进认定），为在社区居家人群提供高效、优质、恰当的医疗服务，制定推进医院等相关组织（医院、诊所、养老护理机构）业务合作方针（医疗合作推进方针），实行医疗合作推进业务的一般社团法人。日本地区医疗合作推进法人制度框架如图 6-5 所示。

地区医疗合作推进法人制度是促进医疗机构之间相互机能分担和业务合作，实现社区医疗未来像构想的一种路径选择、新的机构认定制度，是通过多家医疗机构参与计划、促进合作而不是竞争，确保为社区提供高质高效的医疗提供体制。

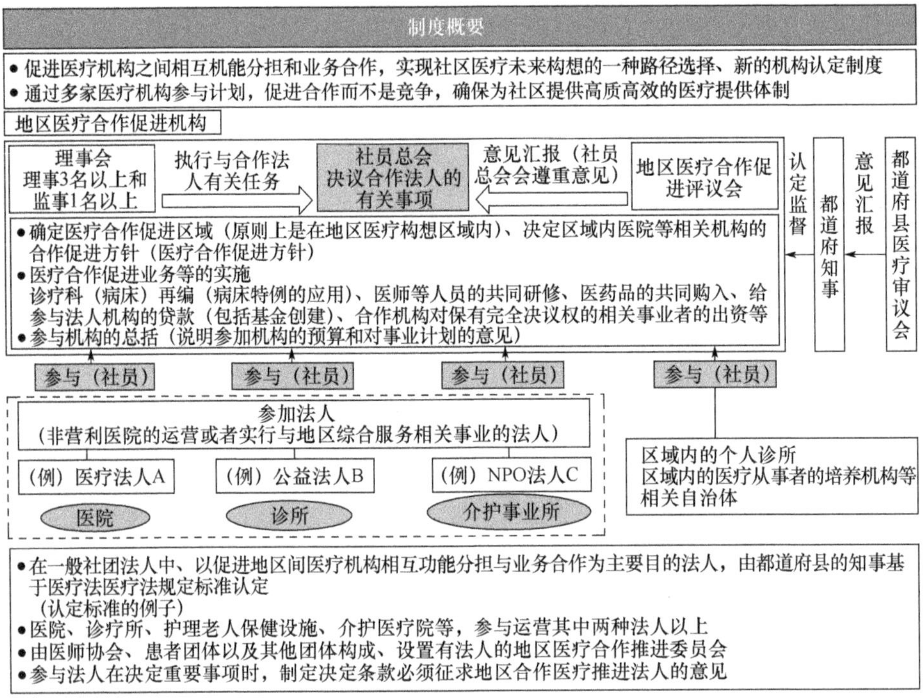

图 6-5　日本地区医疗合作推进法人制度框架

资料来源：厚生労働省，2019. 地域医療連携推進法人制度の概要［EB/OL］.［2019-07-10］. https://www.mhlw.go.jp/file/06-Seisakujouhou-10800000-Iseikyoku/0000205204.pdf.

地区医疗合作促进机构有理事会（执行与合作法人有关任务）、社员总会（决议合作法人的有关事项）、地区医疗合作促进评议会（意见汇报）、都道府知事（认定监督）、都道府县医疗审议会（意见汇报）。

地区医疗合作推进法人制度的执行步骤分为：首先，确定医疗合作促进区域（原则上是在地区医疗构想区域内）、决定区域内医院等相关机构的合作促进方针（医疗合作促进方针）；其次，是医疗合作促进业务等的实施，包括：诊疗科（病床）再编（病床特例的应用）、医师等人员的共同研修、医药品的共同购入、给参与法人机构的贷款（包括基金创建）、合作机构对保有完全决议权的相关事业者的出资等；最后是参与机构的总括（说明参加机构的预算和对事业计划的意见）。

参加地区医疗合作推进制度的法人主要有非营利医院的医疗法人、公益法人、非营利组织（NPO）法人。以促进地区间医疗机构相互功能分担与业务合作为主要目的法人资格认定，由都道府县的知事基于医疗法规定标准来认定。认定为地区医疗合作参与法人，应该具备以下条件：①要具备运营医院、诊疗所、护理老人保健设施、护理医疗院等四种机构中两种及两种以上法人资格；②由医师协会、患者团体以及其他团体构成，设置有法人的地区医疗合作推进委员会；③参与法人在决定重要事项时，制定决定条款必须征求地区合作医疗推进法人的意见。

第三节　医疗服务成本、价格与支付

医疗保险对医疗服务价格管理实行国家统一定价。医疗成本测算是基于作业成本法进行核算。医疗技术成本则是基于服务价值进行测算，医疗服务价格每两年进行一次调整。

一、医疗服务成本测算方法

（一）医疗成本费用计算

医疗成本是由各种直接成本和间接成本组成。直接成本中又包括直接变动成本（原材料费，买入物品费等）和直接固定成本（直接的经费，房租等）；间接成本中包括间接变动成本（消耗品，消耗工具，器具备份等）和间接固定成本（劳务费，建筑物大型器械维持费等）。

直接变动成本比如医疗材料费等按购入价格计算即可，药品费也有国家统一规定的药品价格，这些直接费用计算相对比较容易。直接固定费用的计算则需要计算其每一项成本费。比如对一些如核磁共振（MRI）等大型可以循环利用的画像诊断器材在制定价格时，国家规定的价格并不是购入价，而是根据器材可以使用次数的磨损费而制定的价格。因此制定每次检查画像成本费用时，就要在把握器材购入价格的基础上，通过器材的寿命可以使用的次数来进行分割从而得到每次的磨损价格。

间接成本费用则要看间接服务在医疗服务中所占的比例。而且为了很好地把握医疗费的变动，是将医疗间接费用打入直接费用里进行综合收费还是直接费用与间接费用分别收费等医疗费的支付形式也显得很重要。比如医疗费支付方式为总额预算制的时候，考虑到的就只是投入成本与收入相比，如果有利润则说明盈利。因此能否很好地把握医疗费的动态变化就和医疗价格制定时的支付形式有很密切的关系。

成本测算是基于作业成本法进行核算。医疗技术成本则是基于服务价值进行测算。

日本医疗机构按部门成本核算和按病种成本核算如图 6–6、图 6–7 所示。

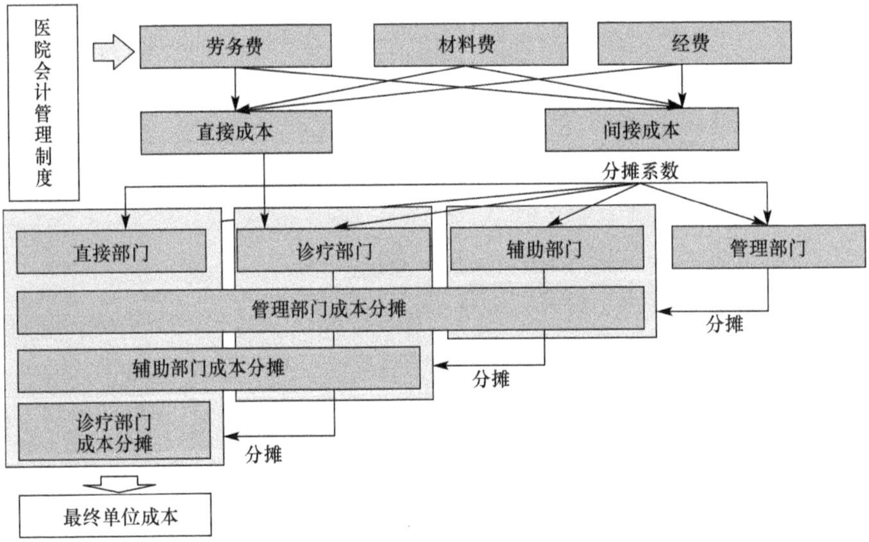

图 6–6　日本医疗成本按部门成本核算示意图

资料来源：渡边明良，2019. 診療報酬包括化への準備（1）原価管理［EB/OL］.［2019-07-10］. http://www.orth.or.jp/seisaku/genka/hokeni/watanabe/watanabe.html.

（二）医疗技术成本测算

医疗费中对技术成本的把握则比较困难。要想制定合理的技术成本费用，就要考虑技术评价指标、技术成本制定的方法及不同技术水平间的价格区分。评价医疗技术最合理的指标应该是通过医疗服务患者的病情得到改善的程度。但是由

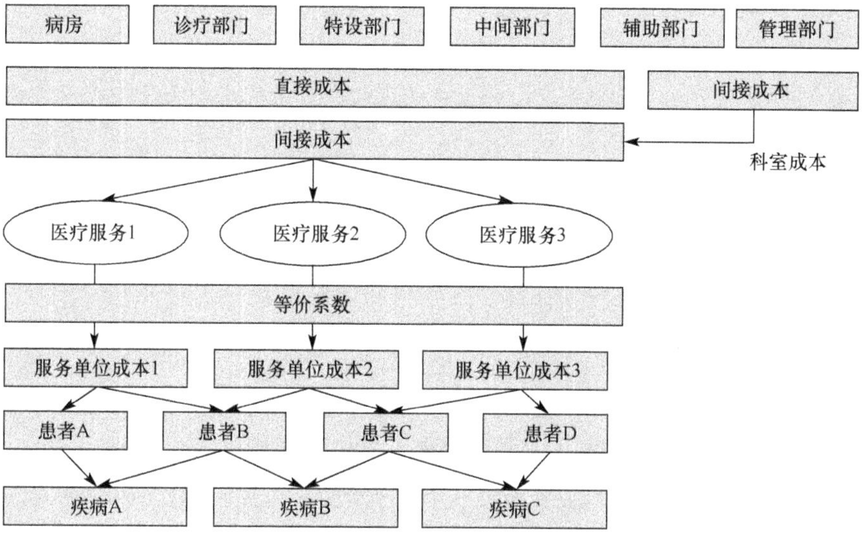

图 6-7　日本病种成本核算示意图

资料来源：渡边明良，2019. 診療報酬包括化への準備（1）原価管理［EB/OL］.［2019-07-10］. http://www. orth. or. jp/seisaku/genka/hokeni/watanabe/watanabe. html.

于外行人很难对这种医疗服务做一个客观的评价，医疗又有不确定性，并不是只要医疗技术好患者的病情就会治愈。因此，日本在制定医疗技术服务价格时采用的是以医务人员劳动投入量为基础进行计算。美国医疗保险支付制度中的医疗技术价格制定体系 RBRVS（Resource-Based Relative Value Scale）采用了的就是以医疗时间为指标的技术评价方法。但是光凭时间长短还不能体现医疗的难度和劳累的程度，因此又设立了时间补正法，以工作人员的总劳动负荷量为依据进行计算。

根据时间补正法，我们可以得出：医疗技术价格=医疗服务所需要的时间×单位时间的劳务费。但是医院不同，医生的年资不同，劳务费有很大的差异。日本外科系学会社会保险委员会组织在制定手术价格时，每小时的劳务费是以国家卫生公务员的收入基准为基线，然后再根据手术的难易度进行补正。

对技术难易度的评价，采用的是美国 Medicaid Part-B 的 RBRVS 中医疗服务相对评价值。以 CF 系数（Conversion Factor 美元换算系数）×技术价格。国家会根据整体经济医疗费用的变化而定期调整 CF 系数。该系数由国家根据整体经济及医疗费用的变化而定期调整，内容包括：①工作总量、医生劳务费（技术费用）；②诊疗费用、开设经费、医师以外其他人员的工资、材料费、消耗品；③医疗失误保险费用、医师赔偿责任险 PLI 的保险费用、诉讼费用构成。

● 外科医生的技术成本价格评价内容：包括疾病编码和医生工作量评价。

工作量评价包括工作时间、技术水平、集中精力、疾病风险的压力。

因此，外科手术的技术成本价格＝刚毕业医师平均每小时的劳务费×经验年数指数（给与指数×技术难度指数）×手术需要的时间+其他参加手术人员的劳务费。给与指数是以相应年数国家卫生系统公务员的收入为参考标准。不同手术平均所需要的时间和医师的水平（经验年数）则由专家来决定。

支付时，外科医生技术费用计入医院经营成本中。医生间水平的高低则根据年资统一对待，没有加以区分。对临床能力的评价，以资格认定的形式来表现。

● 内科医生的技术成本价格：

内科方面，也是参考美国医疗保险支付制度中的 RBRVS 体系，对医生在进行医疗服务时候所承受的总负担（如身体疲劳，精神负担，诊断的难易，操作的难易，需要的时间等）为依据来进行评价。但是由于很难寻找到一个统一的标准来评价不同内科领域间的技术难度，目前没有统一的技术评价标准。医生间水平的高低则根据年资统一对待，没有加以区分。对临床能力的评价，以资格认定的形式来表现。

医疗技术价格中很难反映出医生之间的水平。通常认为高水平的医生患者多，通过患者人数可以反映医疗水平价格。但是如果医院医生人数充足，那么可能高水平医生会有更多的患者；而在医院人手不够时，则体现不出来。另外，医院日门诊量是有限的，光凭好的医生带来多的患者并不能增加医院整体的经济收入，因此技术成本价格默认为统一标准，不考虑医生间的个体差异。

临床能力评价可以通过医生参加学会次数及发表的论文或继续教育取得的学分作为标准。但问题是参加学会次数或发表的论文的数量能否作为反映临床水平的依据，并且参加学会又牵涉金钱方面，很难说医生们在取得各项资格时纯粹是因学术水平而与金钱无关。而且这种资格判断标准很难完全交付给和金钱有关的学会，对资格的认定必须要国家介入。

医疗保险以外的自费服务项目，虽可以通过患者满意程度开展评价来进行监管，但是由于患者对病情不了解，无法客观判断自费医疗的合理性，另外还可能出现由于贫富差距而导致的医疗不公平的可能，因此原则上日本拒绝不在医疗保险支付目录以内的自费医疗服务。特殊的先进医疗服务需要进行卫生技术评估后单独申请。

总体来说，日本基于医疗技术制定的医疗服务价格，符合价值医疗的理念，具有良性的激励机制。医疗服务价值的体现不是评价医生个人的水平，而是反映医院总体的医疗技术力量，在医疗价格体系制定中要反映出这种医疗机构总体的技术水平。

二、医疗保险对医疗服务价格管理

（一）国家统一定价

医疗保险购买医疗服务在日本称为“诊疗报酬”，是指保险医疗机构和保险药店从医保机构收到的保险医疗服务赔偿金。这个赔偿金是由日本厚生劳动省根据中央社会保险医疗协议会（中医协）经过讨论后决定的（厚生劳动大臣告示）。

诊疗报酬的内容包括：医疗技术的评估（如图 6–8 所示）；物品价格的评价（药品的情况，根据药品价格基准制定）。诊疗服务购买价格由国家统一制定，每项技术、每项服务用点数来表示（每点 10 日元）。在医疗服务提供时，禁止医疗保险服务项目与自费项目混合存在。

一般的公共服务价格，通常是由成本及劳务费组成。但是医疗服务内容远比其他公共服务内容复杂得多。把握医疗费用的合理性就要推进医疗服务的标准化。

日本的医疗服务价格采用的是成本加成模型。药品价格 = 市场平均购入价（不含税）×（1+消费税）+调整幅。而医疗服务价格制定时，既要考虑成本又要保证医疗质量，需要投入相应的管理成本。因此，医疗服务成本 = 医

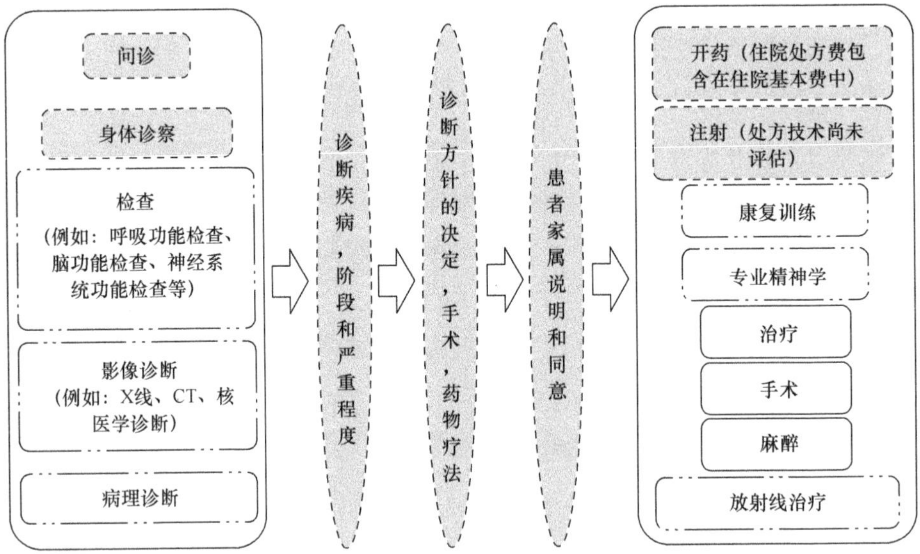

注：浅灰色图框内的医疗服务内容不需要进行卫生技术评估，这部分服务价值，包含在基础医疗服务收费包（初次入院或再入院起付线以及住院基础收费项）里面。

图 6-8　日本医疗保险支付制度对医疗技术的评估

资料来源：内科系学会社会保険連合，2013. 現行診療報酬体系における内科系技術評価に関する見解［EB/OL］.［2019-07-10］. https://www.naihoren.jp/uploads/files/kenkai1.pdf.

疗成本+成长投资+风险管理成本+α（α 为提高医疗质量的奖励投资）。

国家定价的理论依据如下。日本政府认为，由于医疗服务是通过国家购买，以医疗保险价格偿还的形式体现，因此医疗机构在经营时，没有风险及减少成本的意识。同时由于医患之间存在信息不对称，医师可以诱导需求，因此作为买方的患者无法抑制医疗价格。医疗服务价格的弹性又小，市场竞争产生均衡价格的原理在这里起不到作用，故而无法将价格制定委托给市场。即使委托给市场，其医疗服务价格也并非是医疗资源得到最有效最合理分配的市场价格。医疗资源又具有区域性和垄断性，委托给市场后有导致医疗服务高价格低质量的风险。国家制定价格，可以抑制医疗机构盲目扩张，从而减少成本，降低价格，最终减少国家医疗费用。这样在市场经济调解失败的情况下依然可以保持价格调节功能，保护患者的利益。

（二）价格调整

各种卫生服务价格以及医疗费支付方式制定后，每两年需要进行一次调整。其目的是通过普及新技术、缩短住院日数来抑制医疗费的增长。政策制定时有医疗保险机构代表 8 人、医院代表 8 人、公益代表（患者代表）4 人共同参加讨论。由中央社会保险医疗协议会进行整理制成草案，递交日本厚生劳动省。再由厚生劳动省送与财务部门及执政党进行讨论，决定价格调整率，和中央社会保险医疗协议会组织进行协商，最后制定新的价格体系政策。

价格调整是根据当时国家的经济成长率、物价浮动率、房价动向等国家宏观经济指标及全国医疗机构的收支情况为依据来进行微观调整（由两部分组成）。通过市场价格可以把握的产品称为 i 产品，i 产品主要为医药品，特定医疗材料及后勤方面服务的托管费用。i 产品的市场价格是 ρ_i，国家规定价格为 ρ_i，其模型是：$\overline{\rho_i}=f\ (\overline{\rho_i})$。

由市场调节无法产生合理价格的服务产品被称为 j 产品，主要为医务人员的劳务费价格及医疗器械检查等价格。价格的调整率的模型如下：

$$K=\sum(\overline{\rho_{it}}q_{it-1}+\overline{\rho_{jt}}q_{jt-1})/\sum(\overline{\rho_{it-1}}q_{it-1}+\overline{\rho_{jt-1}}q_{jt-1})$$

其中：K 为调整率；$\overline{\rho_{it}}$为 t 期 i 产品国家规定的价格；$\overline{\rho_{jt}}$为 t 期 j 产品国家规定的价格；q_{it-1}为 $t-1$ 期 i 产品的投入量；q_{jt-1}为 $t-1$ 期 j 产品的投入量；$\sum(\overline{\rho_{it}}q_{it-1}+\overline{\rho_{jt}}q_{jt-1})$ 为用 t 期国家规定的价格来评价 $t-1$ 期的投入量与总医疗费；$\sum(\overline{\rho_{it-1}}q_{it-1}+\overline{\rho_{jt-1}}q_{jt-1})$ 为 $t-1$ 期的总医疗费。

三、医疗服务分类支付

（一）医疗服务分类支付

日本在设计由社会医疗保险购买医疗服务时，以价值为基础，建立具有激励机制的价格体系是诊疗报酬制度设计的理论基础。为实现这一目的，日本政府规定医疗服务要标准化，对医疗技术进行合理评价。支付方面，采用 DPC/PDPS 和按项目付费方式等混合方式。

1. 保险医疗服务：医疗保险适用的医疗服务。

2. 先进医疗（自费）：确保有效性与安全性、与医疗机构设施与服务能力相匹配的高端医疗技术。原则上不允许医保支付与自费医疗混合存在，因为会增加患者负担，助长没有科学依据的特殊医疗服务。如果患者想接受自费先进医疗（目前自费先进医疗有105种），需要进行合理性卫生技术评价。具体流程是：首先需要患者申请；然后医生判断申请是否合理，由医院向患者解释说明自费医疗的治疗内容以及费用负担情况（全部自费），患者接受同意并签字；最后医院出具发票（如图6-9所示）。

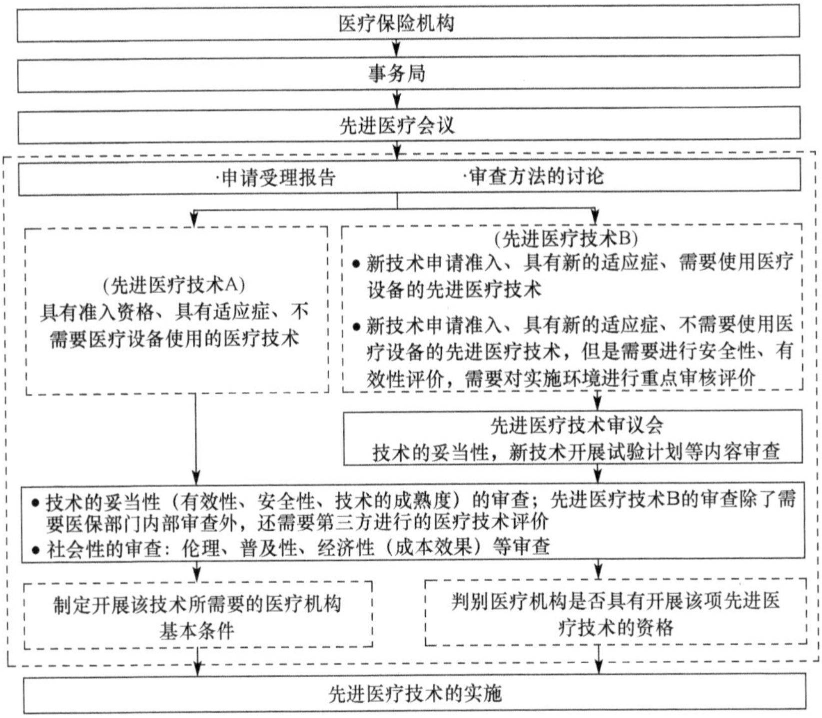

注：A、B表示两种先进技术。

图6-9　日本先进医疗技术的实施准入审核流程

资料来源：厚生労働省，2019. 保険診療と保険外診療の併用について［EB/OL］.［2019-07-10］. https://www. mhlw. go. jp/file/06-Seisakujouhou-12400000-Hokenkyoku/20170925. pdf.

3. 疗养医疗费（慢病）：柔道复位术、家庭护理等。需要进行卫生技术评价。

（二）医疗费用混合支付方式

医疗费用由基本诊疗费用和特殊诊疗费用（日语为“特揭診療料”）构成。

基本诊疗费用指的是患者初次就诊或再次就诊入院后发生的基本诊疗费用，给予综合管理、包干支付。特殊诊疗费用是指无法用包干支付的方式支付的诊疗服务费用。分别用点数的高低来评价服务的费用。

1. 基本诊疗费用。基本诊疗费用包括初诊、再入院费用；初次就诊和再次就诊的门槛费。

入院基本费用：包括入院时基本的医学管理、护理、病房环境等综合管理费用。分为一般检查处置费用、病房种类点数、护士人员配置点数、平均住院日等。此外，康复病房的入院基本费用，在上述基本费用基础上还要加上检查、投药、注射、简单处置等费用。

入院基本费用等加算费用：人员配置、特殊诊疗、医疗机构功能分类的管理费用等。

特定入院费用：包括集中治疗、恢复期康复、亚急性期入院医疗等特殊病房或病床收住患者时给予的补偿（点数）。

2. 特殊诊疗费用。特殊诊疗费用包括医学管理费用、家庭医疗费用等。

医学管理费用：指特殊疾病的诊疗，具有与其他医疗机构协作功能的医疗机构（分级诊疗、医养结合等）提供诊疗服务时给予的点数。例如慢病患者生活行为管理费用，包括服药、运动、修养，营养、吸烟饮酒等综合管理。

家庭医疗费用：家庭医生上门服务以及医学管理等补偿。

此外，医疗费用还包括检查费、化验费、投药费、注射费、康复费、处置费、手术费、麻醉费、放射治疗、病理诊断、精神科专门疗法等。

（三）医疗费用支付系数（点数）

医疗费用分析三要素：件数（每月请求支付的例数）、日数、点数（1点10日元）。

平均医疗费=就诊率×次均就诊日数×日均医疗费

包干支付点数=DPC日均点数（基础报销点数×诊断群系数）×医院系数×住院日数+按项目付费点数

按项目付费点数：住院基本费用加算部分（不包括医学管理费）、指导管理、康复、精神科专业疗法、手术、麻醉、放射线治疗、病理诊断、病理学检查判断、内窥镜检查、诊断穿刺/活检、动脉造影心导管介入等，单价在 1 000 点以上的医疗处置。

医院系数：住院基本费用加算部分（医学管理加算，临床实习医院入院加算等）系数，调整系数。

DPC 住院天数与日均点数具体如图 6-10 所示。

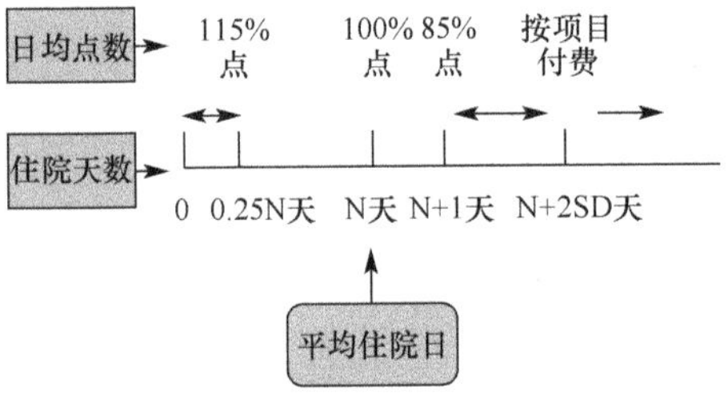

不采用DPC支付

按项目付费	点数算定理由
01	入院24小时以内死亡
02	出生1周内死亡
03	评价医养服务或患者提出医养服务申请
04	器官移植患者
05	不在DPC算定范围
06	国家指定的特殊手术
07	国家指定的短期入院手术基本费用
08	国家另外规定并公示的药品
09	符合按项目付费计算范畴
10	住院时间超过国家规定的时间（进入慢性期）

图 6-10　DPC 住院天数与日均点数

资料来源：松田晋哉，2012. 基礎から読み解くDPC：実践的に活用するため［M］. 東京：医学書院，1-46.

第四节　整合型医疗服务与医保支付

一、整合型医疗服务提供体系构成与特征

（一）整合型医疗服务提供体系构成

2002 年 8 月，日本厚生劳动省发布了医疗提供体制改革的基本方向中期报告，提出了要以地区需求为中心医疗机构进行功能分化。具体来说，一是要加强急性期医院病床和社区医疗机构之间的协作，提高双向转诊率，做好

出院患者的转诊协调工作；二是要强化社区医疗机构能力建设，主要包括以下几个方面：（1）提供医疗、长期护理、福祉综合服务，以提高患者生活质量为目的的综合服务体系；（2）以家庭医疗为中心；（3）具有提供急性疾病转诊能力；（4）具有家庭医疗、上门护理、恢复期康复的能力。同期医疗服务支付体系（诊疗报酬制度）也进行相应调整。

同时，日本又对疾病进行了分期，不同功能医院收住不同疾病时期的患者。疾病不同时期的医疗服务目标各不相同，因此提供的服务也各有侧重。例如急性期和亚急性期以抢救生命、治疗疾病为主要目标；稳定期和恢复期则突出康复功能训练，恢复身体功能；临终关怀期则是减轻患者痛苦、提高维护患者生命质量。

2000 年日本出台护理保险制度以后，加强了地区综合服务建设；提出社区医疗服务要加强和老年长期护理服务的有效对接，为社区居家老人提供一体化、无缝隙的综合服务；提出了医养结合的理念。

医养结合在日本被称作“医疗与介护的连携”（日语为“医療と介護の連携”）。按照日本经济研究机构《医疗介护连携报告书》中的概念，“医疗与介护连携”是指“不同护理服务需求在合适的场所、合适的时间，得到持续、合理服务的一种行为”。因此医养结合也就是让老人不同阶段的服务需求在合适的时间、合适的场所，能够得到合理的、连续性的服务；这种服务既包括医疗服务，也包括长期护理服务。

2017 年，日本又将残疾人服务也纳入社区综合服务中心范围内，提出了要建立“新型共生型的服务社区”的理念，从而为老年人、残疾人（残疾儿童）提供一体化、连续性、整合性的综合服务。同时又提出了要建立具有医养结合功能的机构，收住有医学护理需求同时又有长期生活护理服务需求的患者，为他们在同一所机构里提供综合性的医养服务，根据服务内容分别由医疗保险和介护保险支付。根据医疗保险法和介护保险法，这种医养结合机构具有医疗与长期护理服务功能，归属于长期护理机构分类管理。

（二）日本社区整合型医疗服务提供体系的特征

整合型社会服务网络模式有两种方式，一种是美国中央集权制、阶层性组织管理方式，例如医疗集团；另一种是日本的水平社会网络组织、自律性管理模式。日本这种水平型管理方式注重服务的传递，也就是服务通道畅通，由国家行政管理与保险支付制度进行监管。

如何推动医养结合，提高组织间的协同作用，日本学者松本润[①]提出了“组织间协作基于区域的理论”，也就是“构建具有新价值社会环境”的理论。具体来说就是“构建一个生活便捷、人情温暖、功能齐全的社会网络场所”。

日本整合性社区服务体系具有以下几个特征。

1. 双向性。双向性是指在优先考虑患者、家属的利益的前提下也考虑医疗机构间的利益，建立一种患者和个医疗机构间的双赢、共赢的关系。

2. 普遍性与特异性。医疗机构之间的整合模式各地区间既有共性又有差异。既有医疗机构之间的纵向整合，又有医疗机构、养老机构、卫生机构间的横向整合。

3. 整合目的多元化。主要表现在六个方面：为改善医院经营现状；提高患者服务满意度；建立整合型无缝式医疗服务网络；减少医疗事故，加强医疗风险管理；建立大样本的流行病学调研基地；增加医疗市场竞争力。

二、整合型医疗服务与医疗保险支付

（一）医疗保险支付制度改革整体框架

2016 年，日本修订医疗保险诊疗报酬政策，提出要建立适应超高龄社会的医疗保险制度，医疗保险支付由“治疗疾病”向“治疗疾病、支持医疗”转变。同时提出了保健医疗 2035 计划，提出了关注“患者价值”的医疗保险制度。

具体改革措施如下。

1. 患者视角。建立让患者感到安心、安全、理解、能接受，具有优等质量、高效率的医疗制度。具体措施包括开展家庭医生、家庭药剂师等评价，信息建设评价，优质康复医服务效果评价制度。

2. 整合型服务体系。医疗服务提供体系方面，要构建具有效果、效率、优质、整合型的卫生服务提供体系，要进一步做好医疗机构功能分类，医疗服务与

---

① 松本潤，2011. NPOにおける組織間協働に関する理論的考察［J］. 自由が丘産能短期大学学报，(44)：19-38.

长期护理服务之间的衔接与整合。加强医疗团队医疗管理、人才管理、组织分工强化与合作评价等方面建设。加强整合型卫生服务体系中所需要的高质量人才培训，确保高质量专业人员供给。

3. 问题需求为导向。医疗服务领域改革要基于重点需要解决问题的视角。包括认知症战略，临终医疗，疑难病，儿童、围产期、老人等急救医疗，口腔疾患，家庭医生、家庭药剂师，医疗技术评价等。

4. 制度可持续性。重视医疗保险制度可持续性，经济增长与财政健全要相适应，消除无效医疗资源浪费，优化资源分配，创新性技术或药物要进行卫生经济学评价，确保医疗保险制度效率化与合理性，确保制度可持续发展。具体改革措施包括仿制药的应用、价格调整与评价、患者出院支持计划、药品合理使用、医药管理、重症化预防等。

（二）医疗服务功能分类与医疗保险支付

医疗保险支付是以点数为单位进行计算。由于医疗机构和医疗床位是按功能进行分类，不同功能医疗床位所需要的医疗资源配置各不相同，因此医保支付时按照医疗资源投入量予以计算。不同功能病床赋予的点数如表 6-5 所示。

表 6-5　　病床功能分类与医疗资源需求量

	医疗资源投入量	说明
高度急性期	C1 3 000 点	主要指入住急救中心、ICU、HCU 等病房，为疾病危重期抢救生命而进行的高度医疗服务，一般以治疗疾病为目标的急性期医疗服务提供所投入的资源量
急性期	C2 600 点	急性期医疗结束，进入以功能恢复和疾病后续治疗为目的的医疗服务提供所投入的资源量。
恢复期	C3 225 点	社区医疗、社区康复等居家医疗服务投入的资源量
※		恢复期功能训练患者以退院为目的而进行的医疗康复训练，医疗资源投入量按照 175 点来进行计算

资料来源：厚生労働省，2015. 2025 年の医療需要と各医療機能の必要量の推計方法（案）[EB/OL]. [2019-07-10]. https://www.mhlw.go.jp/file/05-Shingikai-10801000-Iseikyoku-Soumuka/0000078122.pdf.

（三）促进分级诊疗的医保支付

地域医疗支援病院在分级诊疗中起着承上启下的作用。因此日本医疗保险制度规定，如果地域医疗支援病院达到医保规定的各项指标，医保支付进行点数计算时就会增加医保支付点数。从 2002 年日本诊疗报酬制度来看，“治疗急性期为主的医院，其门诊患者中如果由转诊而来的患者比率占门诊患者总人数的 30%以上，同时平均住院日小于 20 天（2004 年改为 17 天），门诊患者与住院患者的比例小于 1.5，满足上述三个条件，医保支付机构在费用审核与支付时，在急性医疗费用支付科目里，最大可以多支付 250 点（1 点 = 10 日元）”，作为对医院的经济激励。具体为：100 点（门诊转诊加算）+100 点（急性期特定入院加算）+50 点（门诊转诊特别加算）= 250 点。

例如，一名在地域医疗支援病院住院 14 天的患者，其急性期加算 = 250×10×14 = 35 000 日元，此外再加上地域医疗支援病院住院诊疗加算 29 000 日元（2 900 点），平均下来，每年住院患者达 1 万人次的情况下，医院就会多收入 3 亿~4 亿日元，并且这部分资金可以不用来投资设备更新。在良性医疗服务支付制度的激励下，医疗机构间的双向转诊得以顺利进行，整合型医疗服务体系得以顺利构建。

三、社区医养结合与保险支付

（一）社区医疗与医养结合

为加强社区综合医疗护理服务体系建设，日本建立了 24 小时对应的社区医疗支持诊所、上门服务护理站，规定了医疗、护理人员复数配置，设立了其他医疗、护理、康复、长期护理等人员综合服务场所等。分别建立了认知症老人和临终关怀老人医养结合服务体系。

具体服务如下：

1. 把握社区医疗机构的资源分布，活用各医疗机构的功能。在网络上及时公布医疗机构各自功能与相关服务信息。

2. 定期召开社区医疗护理服务相关会议，提出社区主要存在的医疗与长期护理等问题，并提出解决措施。

3. 开展研修培训。开展医—养—康—护多专业人才参加的培训；开展上门医疗见习；开展医疗器械相关培训学习；为护理人员提供医疗相关知识培训。

4. 建立全天24小时、全年365天的社区居家医疗护理服务制度。设置急救医疗、紧急住院服务窗口，配置主治医师、副主任医师咨询窗口等。

5. 设置社区医疗服务咨询窗口，为患者、家属、社区服务中心人员、护理计划管理人员等提供技术咨询。

6. 建立有效的信息共享平台。制定社区统一的服务流程，制定统一的医疗护理相关资料的文本。

7. 社区居民的普及教育。定期开展健康教育，设立社区医疗咨询窗口，发布相关资料，制定社区报刊等。

（二）促进医养结合的医保支付

为了增加社区医疗机构为社区患者/居民提供综合性医养服务的积极性，2014年，日本医疗保险制度中又制定了社区医养结合机构住院费（日语为“地域包括ケア病棟入院料”）和社区医养结合机构住院管理费（日语为“地域包括ケア入院医療管理料”）两项收费标准。此外又设立了社区综合诊疗费（日语为“地域包括診療料”）和社区综合诊疗费加算（日语为“地域包括診療加算”）。社区综合诊疗费主要用于社区家庭医生对社区患者进行24小时的健康管理、服药管理以及长期护理老年人的综合医疗服务。

2018年，为了进一步实现《2025年日本高龄社会医疗与长期护理服务体系构建》设想，日本对医疗保险和护理保险同步进行改革，加强了医疗保险与护理保险制度的对接，实现社区无缝隙、一体化的服务整合。

（三）医疗保险与护理保险制度的对接

1. 护理保险制度与医疗保险制度的对接

为了提高护理者生活功能，改善生活质量，日本在长期护理计划设计时，加上了由医疗机构的医生、康复治疗师等提供的评估与咨询服务等收费内容，该部分服务可由护理保险支付。同时护理保险支付范畴里，还加上了24小时对应的居家医疗护理访问等收费内容。此外还针对不同组织机构之间的“合作”，设立了“提高生活功能机构合作间费用”。

此外，为了保证患者在医疗机构期间进行的康复医疗，与社区养老机构进行的社会康复服务进行有效对接，日本还制定了医疗保险和护理保险具有互换功能的统一康复计划书，做到康复服务统一管理。护理保险根据该计划书可以进行康复收费计算。

2. 医疗保险制度与护理保险制度的对接

为了促进社区医养服务的有效提供，日本医疗保险制度将原来的医保支付项目“出院支援附加费”（日语为“退院支援加算”）更名为“住院/出院支援附加费”，新增加了“住院支援附加费”“儿科附加费”和“地域合作诊疗计划附加费”三个收费项目。

“住院/出院支援附加费”支付的服务主要包括：居家患者到医院住院时由社区医疗机构提供的综合医疗社会服务帮助；患者由急性期医院出院转诊到慢性医疗机构、康复医疗机构、医养结合机构、养老机构或回家时由社区医疗机构提供的各种出院时的综合服务。具体包括医疗护理的指导、服药管理、康复训练指导、健康宣教、信息的提供以及住院/出院医养服务合作体系的评价等各项服务。

此外，为促进家庭医生上门服务，还新增了家庭医生首诊服务费以及继续诊疗费用加算，以保证辖区内 24 小时提供上门医疗服务的可能。还新设了其他综合支援费，促进家庭医生到养老机构为重症认知老人、医学护理需求老人提供上门服务。

（大连医科大学公共卫生学院　张莹）

第七章　药价基准制度

日本是继美国之后的全球第二大药品消费国，同时也是药品生产大国，拥有武田制药、安斯泰来、第一三共等众多的大型制药企业。2016 年，国民医疗费总额为 42.2 兆日元，占 GDP 的 10.9%。如何能提高医疗预算的使用效率，有效控制医疗费用的上涨，一直是日本医疗保障政策改革的核心内容。而与医疗费用增长相关的环境因素主要包括社会环境（人口老龄化）、政策环境（护理保险等制度的导入）、科技环境（医疗科技的发展）和经济环境等①，这其中受市场经济环境影响最大的就是药价基准的修正问题（如图 7-1 所示）。

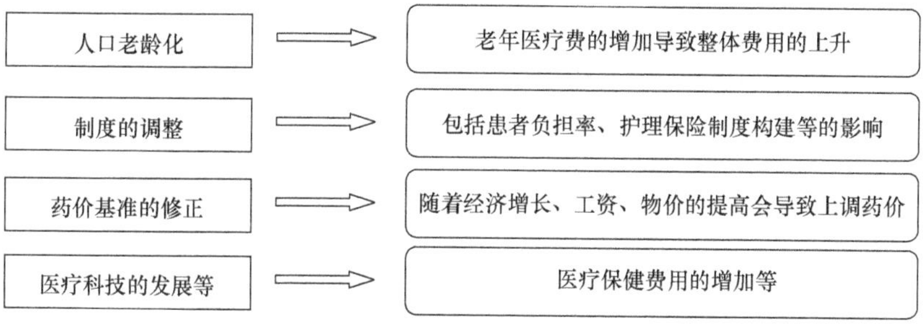

图 7-1　影响医疗费用增加的因素说明

资料来源：作者制作。

药价基准制度是日本医疗保险制度中的重要组成部分。因为市场药品是否能纳入医疗保险药品目录，以及如何对药品目录中的药品进行合理定价等问题，既关系到对患者的治疗效果与药品安全性，又关系到保险基金的收支平衡，继而也会影响到整体的医疗保险制度及护理保险制度的可持续发展程度。

① 健康保険組合連合会，2016. 図表でみる医療保障（平成 28 年度版）[M]. 東京：ぎょうせい，2，12，48.

第一节　药价基准制度及其发展历程

一、药价基准制度的定义

日本是实行全民社会医疗保险的国家，患者在医疗机构接受服务后支付整体费用的30%，剩下的70%由政府（社会保险机构）承担。社会保险机构在对医疗机构服务价格进行计算时依据的是厚生劳动大臣公布的诊疗报酬点数。

药价基准（药品定价基准）制度也称为社会医疗保险药品目录管理制度，它是上述诊疗报酬点数体系中的一个组成部分。在药价基准制度里明确了经日本厚生劳动大臣认定的医疗保险覆盖的所有药品目录及其价格。

在日本药品市场流通的药品主要有两类：一类是医疗用药品，其中绝大部分是处方药；另一类是在药店可以任意购买的非处方药品。根据日本《药事法》规定，凡是被医疗保险覆盖的医疗用药品，其价格必须经厚生劳动省审批统一制定。而对于营养品等并非直接用于治疗的“药品”以及市场占有率极小的“个人进口”① 药品的价格，日本政府并不干涉。不过也规定了这类“个人进口”药品不得转让或出售。

厚生劳动省在确定药品价格时主要考虑三方面因素，即药品的疗效、药品的独创性，以及给予药品开发企业适当的利润空间。目前，日本国内由政府定价的药品种类涉及广泛，基本满足了患者的用药需要。

二、药价基准制度的发展历程

（一）药品与治疗费的“打包”计算时期

1927年实施的《健康保险法》中实施的关于诊疗报酬的计算方式与现在不同。当时制定政策的首要目的是保证能够提供充分的医疗服务，具体做法是政府

---

① “个人进口”药品：是指还未获得日本销售许可，但医生或患者以个人名义通过代理机构或互联网购买，或者直接在国外购买后带入国内的药品。

出面与日本医师会、牙医会等签约认定社保定点医疗机构，社会医疗保险费用在结算时采用的是按人头定额制的付费方式。

1943 年开始采用了类似于现在的按点数计算的定额付费方式。但当时是将药品费用和治疗费用统一算在了“药品治疗费”内，且“药品治疗费”中还包含了处方费、药品调剂费等。其中口服药的点数计算与药品本身的购入价格无关，只是将其一天的剂量统一按 1 点来计算。

（二）药品价格开始与市场联动的计划配置时期

第二次世界大战后由于物资供应严重不足，包括药品在内的许多商品都实施了统一定价和计划性配置（也称统制价格）。直到 1947 年，在对诊疗报酬点数表进行修改时，才开始将药剂费用的点数与其购入价格挂钩，即“当所使用口服药的统制价格超过了 1 个点数单价的三分之一时，其点数则另行规定”。

1949 年点数算表被再次修改，规定治疗费、注射费等根据其使用药品的价格来进行定价。如果使用的药品费用低于 15 日元时，1 天 1 剂量的口服药按 2 点计算，1 次皮下肌肉注射的按 4 点计算。超过 15 日元的，以每超过 1 个 15 日元增加 2 点进行加算。

（三）药价基准制度建立初期

1949 年到 1950 年，日本经济开始复苏，由于以往规定的医药品统制价格均远远低于当时的市场价格，所以不得不开始构建新的药品价格认定体系。为了能够及时把握药品市场情况，1950 年 7 月进行了第一次全国性药价市场调查，并针对调查结果于同年 9 月颁布了“药价基准制度”。这应该是现在药价基准制度的起点，但当时制度的执行方式与现在有所不同。

首先，药价基准明确了“口服药、注射药、外用药品的价格要依据其购买价格而定”“口服药的价格由各都道府县知事根据厚生大臣认定的药价基准制定”“医药品的社会保险定价即为医疗机构的购买价格”等内容。而且药价基准所定的药品目录覆盖面广，基本涵盖了当时所有医疗机构日常使用的药品，并且明确标明了目录药品的市场平均价格。

但是在执行时要求的是各都道府县知事根据各自地区实际情况，参考药价基准里的药品目录及其市场平均价格，制定出适合本区域的具体的药品目录与最终定价。而且如果患者需要，即使是药价基准中没有被收录的药品也可以使用，事后医疗机构可以依据药品的购买价格向医疗保险机构申请补贴。

（四）药价基准制度的逐步完善时期

1955年药品价格开始实施由厚生大臣认定的全国统一标准。1957年起随着“疗养担当规则”的修改，规定保险定点医生不得对患者使用由厚生大臣认定之外的医药品，也不能开这些药的处方。由此，药价基准药品目录的重要性也随之凸显出来。

1958年，随着以药品与医疗技术分离计算为原则的新医药诊疗费用体系的确立，以及药价基准中使用药品价格统一由厚生大臣决定等政策的出台，现行的药价基准体系开始逐步得到完善。

药价基准制度在1950年制定后，一直向社会公示的名称是“使用药品的购入价格”，但是到了2000年这个称谓改为了“使用药品的药价”。相比较而言，前一时期药价基准制度制定时更多的是站在供给角度，即保证药品的供给，而后一种则更多的是从购买方出发考虑维持保险基金收支平衡的问题。

（五）药价基准制度与药价管理现状

目前日本药品定价有一套完整的管理办法，分别对新药、仿制药和长期收录药品实行不同的“差价定价”政策。首先，将新药分为了原研药和仿制药，并实行了差别定价，并对原研药在价格制定政策上体现出了一定程度的倾斜保护。以辛伐他汀片剂（5 mg）为例，其原研药价格为65.6日元，而仿制药的最低价格为18.6日元，二者相差2.5倍；其次，药价是根据进入药价目录的时间顺序，按批次进行定价，且其定价逐年递减。

当新药第一次进入市场时，政府一般通过与市场上已经存在的相似药品进行比较，以确定药品的销售价格。若新药明显展现出更高的质量，则其销售价格会明显高于已有产品。新药价格可以比参考药品价格高70%～120%，借以鼓励创新。如果市场上没有类似的药品，政府会根据生产成本和行业平均的运输、销售、促销成本，加上平均加价以确定价格。对于非专利药，政府则将其价格定在类似专利药价格的70%左右。

因为药品市场价格经常波动，而且药品批发商与医疗机构之间常有折扣行为，所以医疗机构药品的实际进价往往低于核准的价格。为了能够准确地反映药品市场价格，对于已被收入“药品基准价目表”中的药品，厚生省会定期根据市场上药品价格调查结果，对其销售价格每两年动态调整一次。调整依据是上期的批发价格、销售价格及调整比例等。而且政府确定的只是当期药品的最终销售价，批发价格则留给市场决定，也就是说由批发商与医疗机构、药店之间商议确定。这就意味着如果医疗机构或药店能以尽量低的价格购进药品的话，其利润空间将会更大。每个医疗机构或是药店努力降低批发价格的行动从整体上促进了药品市场批发价格的下降，并通过上述动态定价法最终导致零售价格的降低。

药价基准中收载的药品包括口服药、注射药、外用药、牙科用药四大类。一般用的是记录药品“品名、规格单位、药价”的“按品名记载方式”。① 但是由日本药局收载的生化类制剂（如疫苗）等，则采用的是记录该药品名称以及所含有效成分化学名称的“统一名称记载方式”。②

第二节　新药药价的计算方式

一、日本新药药价审核收录程序

日本新药定价程序较规范，定价过程有明确的法规依据，定价主体职责清晰。具体流程主要分为三个步骤（如图 7-2 所示）。

首先，新药企业向政府相关部门提交申请列入保险的药品目录及定价申请。按照规定，企业需提供包括企业基本情况、药品临床疗效、用法用量、国际价格、市场预测、企业建议价格、价格计算方法以及详细的证据材料等。

其次，企业提交申请后，由药价计算组织进行第一次药价核算的确认。核算

① 按品名记载方式：1978 年 2 月新修改的药价政策中规定在药剂基准中统一采用按品名收录记载方式。原因有二，一是这种记载方式可以比较客观地反映出医药品的实际市场价格，二是这种记载方式也最能体现出保险内药品定价以市场价格为基础的理念。

② 统一名称记载方式：这种记载方式中不仅要记录药品的名称，还要详细记录药品所含有效成分的化学组成成分。

方案出来后药价计算组织将其通告至申请企业，并同时上报中央社会保险医疗协议会批准通过。如果企业对第一次药价核算方案有异议，需在 60 日之内（最长不能超过 90 日）向药价计算组织提交相关意见说明书，收到意见书后的药价计算组织将依此进行第二次的药价核算，并将结果报与中央社会保险医疗协议会。

最后，中央社会保险医疗协协议会审核批准计算方案后，经由厚生劳动省大臣签署，最终在药品报销目录中收载并公布定价结果。新药每年有 4 次机会（3 月、5 月、8 月、11 月）可以申请加入医疗保险用药目录，新药品一旦被录入药品目录后，企业需保证在三个月之内开始向医疗机构持续供货。

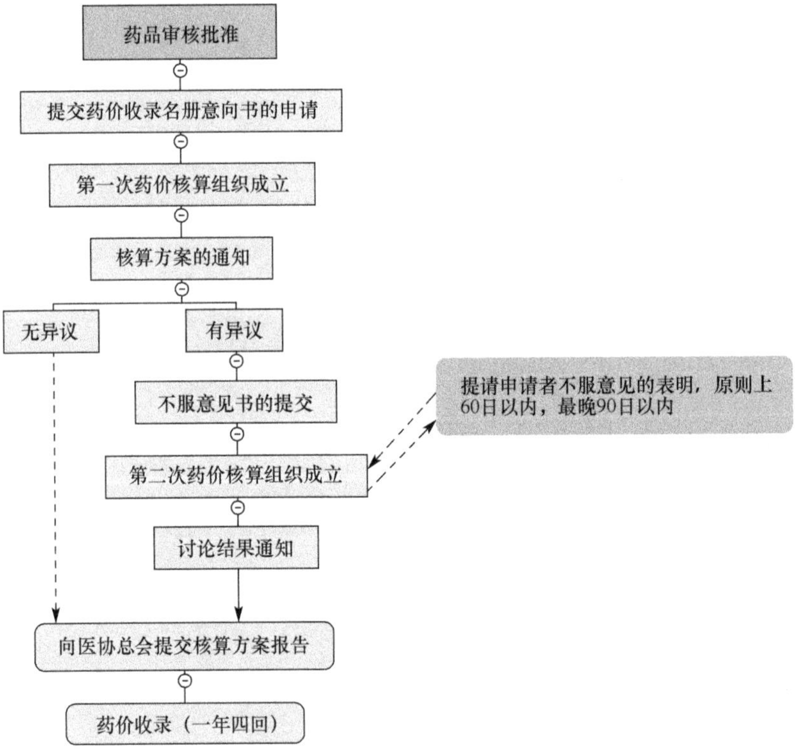

图 7-2　新药药价的审批流程

资料来源：参照 2018 年 4 月 1 日颁布实施的日本《药价计算基准》内容制作。

二、新药药价的计算方法

目前关于新药品的定价方式最具代表性的主要有类似药效比较法、成本定价法、外国平均价格调整法、规格间调整法（如图 7-3 所示）等。

类似药效比较法指的是新上市药品要与已上市类似药物进行比较，结合药品的创新程度进行定价。

成本定价法是在新上市药品无法与现有药品比较的情况下，通过计算生产成本加合理利润和费用的方法进行定价。

外国平均价格调整法与规格间调整法主要是针对相同成分不同规格之间的药品定价，以国际平均价格和不同规格间的合理比价为基础制定。

其他还有针对组合成套药品、配合药剂价格等的计算方式。

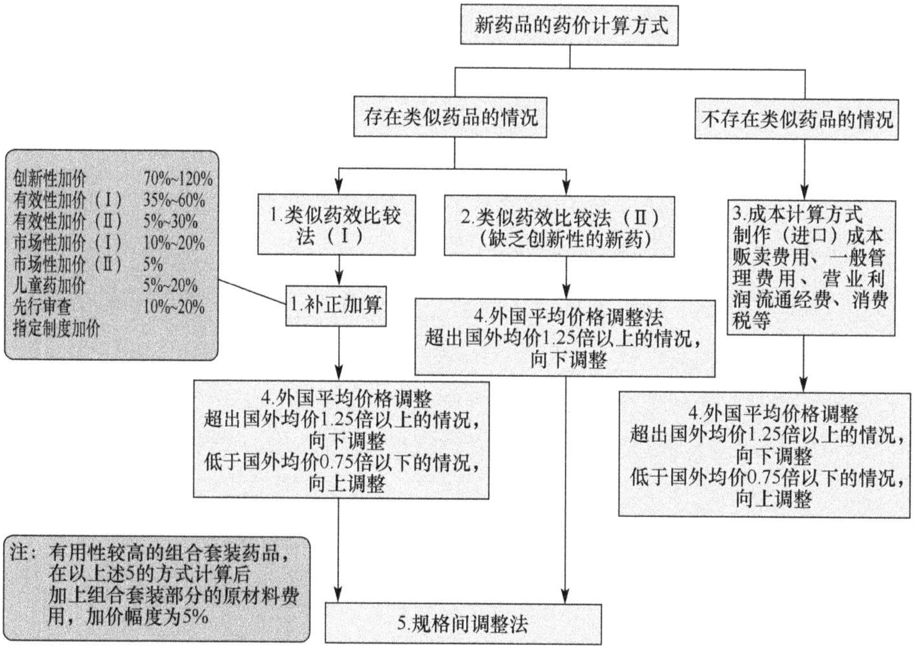

图 7-3 新药药价计算方法

资料来源：参照 2018 年 4 月 1 日颁布实施的日本《药价计算基准》内容制作。

（一）类似药效比较法

类似药效比较法适用于《药价基准》中已存在有相同疗效类似药品的新药定价。如果新药在创新性、有效性等方面有所突破的话，还会在比较定价的基础上有不同程度的药价补正加算。

1. 类似药效比较方式Ⅰ的计算方式

对新药的定价，需要选取临床疗效、药物结构、组成、化学结构式、剂型分类以及用药途径等方面具有类似性的药品作为对照进行。定价计算方式如下：

假如：类似药1片50日元×日服3片的药效=新药1片X日元×日服2片的药效，那么50×3=X×2，则X=75日元。

当新药在效用、创新等方面优于类似药时，为了鼓励创新药、特效药的制作，此类药价将在上述计算方式的额度上进行价格的补正加算。

2. 加价调整计算方法

加价调整计算方法根据加算参考内容与加算比例的不同，主要分为创新性加价、有效性加价、市场性加价、儿童药加价四类加算方式。基本计算方式为：

符合其中一种加价计算方式的，加价计算金额=原计算定价×α（加价调整率）。

符合复数加价计算方式的，加价计算金额=原计算定价×（$\alpha_1+\alpha_2+\cdots$）。

3. 创新性加价调整计算

创新性加价调整计算是加价计算方法中加价幅度最大的，加价调整的幅度为70%~120%之间（见表7-1）。如果要获得创新性药品加价，需要同时满足三个条件：其一是在临床机理作用上有新发现的；其二是能够表现出比类似药具有更好的疗效及安全性的；其三是对患者相应病症使用该药后，能够明显观察到其效果与原有的治疗方法相比有所改善的。

4. 有效性加价调整计算

有效性加价主要针对的是有显著药效的新药，根据有效性程度的不同分为了有效性加价Ⅰ（加价调整幅度在35%~60%之间）与有效性加价Ⅱ（加价调整幅度在5%~30%之间）两种（见表7-1）。

获得有效性加价Ⅰ的条件为：满足创新性加价3项标准中的任何2项的新药；

获得有效性加价Ⅱ的条件为：满足创新性加价 3 项标准中的任何 1 项，或者是发现相较于类似药具有更高医疗作用的。

表 7-1　创新性与有效性药品的加价调整计算方式

创新性加价（70%~120%）
满足以下所有条件的新收录药品： 1. 有临床上新发现的机理作用 2. 能够客观表现出比类似药具有更好的有效性与安全性 3. 对于该药所对应的病症或伤患，能够明显观察到其改善了原有治疗方法
有效性加价Ⅰ（35%~60%）
满足创新性加价 3 项标准中的 2 项标准
有效性加价Ⅱ（5%~30%）
满足以下任意条件的新收录药品： 1. 有临床上新发现的机理作用 2. 能够客观表现出比类似药具有更好的有效性与安全性 3. 对于该药所对应的病症或伤患，能够明显观察到其改善了原有治疗方法 4. 相较于类似药有更高的医疗作用

资料来源：参照 2018 年 4 月 1 日颁布实施的日本《药价计算基准》内容制作。

5. 市场性加价调整计算

市场性加价调整计算主要针对的是现有的类似药效比较药品不能满足市场需求，需要以此来弥补现有市场药品不足的新药。满足市场性加价调整条件的可以得到加价调整幅度为 5%~20%的药品加价，如表 7-2 所示，具体可以分市场性加价Ⅰ（调整幅度在 10%~20%）与市场性加价Ⅱ（调整幅度 5%）。

表 7-2　市场性加价调整计算方式

市场性加价Ⅰ（10%~20%）	市场性加价Ⅱ（5%）
满足以下所有条件的新收录药品： 1. 对于《药事法》所认定的罕见疾病、伤患，能够起到主要治疗效果的新收录药品 2. 作为该新收录药的比较药已不适用市场性加价Ⅰ的情况时	满足以下所有条件的新收录药品： 1. 该新收录药的主要功能与药效，相当于日本标准商品分类中，因市场规模较小而另行规定的药效 2. 作为该新收录药的比较药已不适用市场性加价Ⅰ与市场性加价Ⅱ的情况时

资料来源：参照 2018 年 4 月 1 日颁布实施的日本《药价计算基准》内容制作。

6. 儿童药加价调整计算

儿童药加价调整的幅度在5%~20%之间（见表7-3），针对的是满足儿童用药需求的新药。需要注意的是，如果对既满足了市场性加价Ⅱ的条件同时又满足了儿童药加价条件的新药价格进行计算时，优先采用儿童药加价调整方式。

表7-3　　儿童药加价调整计算方式

儿童药加价（5%~20%）
满足以下所有条件的新收录药品（不满足儿童药效临床试验的药品不适用于本条）： 1. 当该新收录药品明确表明其主要功效或该功效的用法与用量针对的是儿童、婴幼儿（含新生儿、早产儿）的情况 2. 当作为该新收录药品的比较药已不适用于儿童药加价的情况

资料来源：参照2018年4月1日颁布实施的日本《药价计算基准》内容制作。

7. 先行审查制定加价计算制度

2015年4月1日，日本药食审查发布了0401第6号的先行审查制定加价计算制度。制度中明确了由厚生劳动省经过先行审查指定的、需要进行价格加算的新收录药品目录，并且规定属于先行审查制定加价计算药品目录中的新药的加价调整幅度在10%~20%之间。

（二）类似药效比较方式Ⅱ——缺乏创新性新药的最低价格计算方式

类似药效比较方式Ⅱ是对于判定为缺乏创新性新药药价的计算方式。这里的缺乏创新药品指的是不适用于上述加价调整计算标准的，并且在市场上已存在着3种及以上与该药的药理作用相似的类似药的新药。这种新药药价在计算时，是与以往对应年份的类似药的药价相比，取最低价格进行定价，具体情况如下。

新药定价取以下第1条、第2条中较低的金额。

（1）过去十年间收录的所有类似药的平均1日药价。[①]

（2）过去六年间收录的类似药中最便宜的1日药价。

若上述两条的药价均超过了根据类似药效比较方式Ⅰ计算出的类似药的1日药价，则按照第3条、第4条进行测算，并且取第3~4条计算结果中最低

① 1日药价：根据《医药品医疗器械法》第14条、第19条规定的药品用法用量内容，通常是按一天内最大药品用量计算的药品额度。

的额度。

（3）过去 15 年间收录的所有类似药的平均 1 日药价。

（4）过去 10 年间收录的类似药中最便宜的 1 日药价。

（三）成本定价法

成本定价法适用于市场没有类似药的新药的定价，通过计算生产成本加上合理利润和费用的方法制定价格。具体的定价方式见表 7-4。

表 7-4　成本定价法的计算方式

费用名称	费用说明
①原材料费	包括有效成分、添加剂、容器/箱等
②劳务费	(=3.903×劳动时间)[1]
③制造经费	
④制品制造（进口）成本	①+②+③
⑤贩卖费、科研经费等	(⑤/（④+⑤+⑥）=0.459)[2]
⑥营业利润	(⑥/（④+⑤+⑥）=0.146)[3]
⑦流通经费	(⑦/（④+⑤+⑥）=0.070)[4]
⑧消费税	8%
计算药价	①+②+③+④+⑤+⑥+⑦+⑧

注：1. 劳务费单价的 3.903 参照的是厚生劳动省发布的《每月劳动统计调查》与《就业条件综合调查》数据。

2. 一般管理贩卖费率与营业利润率参照的是日本政策投资银行发布的《产业财务数据手册》数据。

3. 与已有治疗效果相比，根据其创新性、有效性与安全性的程度，营业利润率（现在 14.6%）在-50%~100% 的范围内增减。

4. 流通经费率参照的是厚生劳动省医政局经济课发布的《医药品产业现状调查报告书》。

成本定价法具有以下几方面特点。

1. 生产企业需要提供完整详细的成本及相关信息，包括企业在生产和销售环节产生的所有成本费用，并需要报送其生产流程以及各道工序的参与人数和时间等内容。

2. 客观反映生产成本。通过对企业生产成本的调查和评估，在定价过程中合理考虑企业的成本因素。

3. 重点参考行业标准，体现社会平均成本水平。部分费用或利润项目可参考行业平均系数调整（如销售费及一般管理费率等），具体系数由日本政策投资银行或厚生劳动省医政局经济科根据行业调查和研究结果定期发布。

4. 调整营业利润率，体现政策导向。根据药品的创新性、有效性和安全性的不同程度，对营业利润率在 ±50% 的范围内浮动调整，对具备上述特点的药品在政策上体现出鼓励。

（四）外国平均价格调整

1. 基本计算方式

无论是用上述的与类似药效比较还是通过计算成本的方式来计算药价，都有可能会出现与国外药价相差较大的问题。外国平均价格调整方法是在上述两种计算新药价格方式的基础上，按照国外平均价格和规格间的比价系数进行调整定价的方法。

外国平均价格调整主要适用于新药以及特殊规格药品的定价。使用比价对新药价格调整后，会使其更加符合市场实际情况，不同规格之间的价格关系也更为合理。具体做法分两个步骤：

首先是参照美国、英国、德国、法国的市场平均价格进行调整。原则是高于国际平均价格的适当下调，低于国际平均价格的适当上调。对于有类似药品但不具备创新性的新药则不适用上述保护措施，目的是为了避免了低水平药品的重复开发。

然后按照规格间比价系数进行调整。非通用规格会根据通用规格的计算价格按照相应系数计算价格，合理确定不同规格间的价格关系。

计算方式如下：

（1）当价格超出外国药品均价 1.25 倍时，根据以下公式向下进行价格调整：

(1/3×计算值/国外均价 + 5/6)×国外均价

（2）当价格低于国外均价 0.75 倍时，根据以下公式向上进行价格调整，但是最终药价设定有上限，即不能高于计算值的 2 倍：

(1/3×计算值/国外均价 + 1/2)×国外均价

2. 外国平均价格调整计算的特例

（1）不进行上调的特例。一是缺乏创新性的新药；二是药品存在有几种规格，而这些规格与国外均价比较，有高价、低价并存的情况；三是药品存在有几种规格，其中仅其非通用规格作为调整对象的情况；四是国外均价中仅仅以 1 国数据作为基础核算参考的情况。

（2）不进行下调的特例。一是得到国外承认且已有十年的药品；二是算定值为国外均价的 3 倍及以上的新药；三是根据“对医疗上使用必要性高的未认定药·国外适用药的讨论会议”讨论结果，符合厚生劳动省鼓励开发且向社会征集开发的药品。

（五）规格间调整

规格间调整是指在对有效成分与剂型相同，但含量存在着差异的制剂药价计算时，以类似药的药价与含量的关系作为基准进行调整的方式。其中非因制药工艺不同造成的，而是出于延长服用药物的疗程而导致药品含量增加的情况，在核算药价时规格间比率上限为 0. 585 0。计算公式为：

$$\log(Q2/Q1)/\log(Y2/Y1)$$

其中，$Q1$ = 通用规格①的类似药中，年销售量最大的已收录药品药价；

$Q2$ = 与该收载药品不同规格的类似药中，年销售量为第 2 的药价；

$Y1$ = 通用规格的类似药中，年销售量最大已收录药品有效成分含量；

$Y2$ = 与该收载药品不同规格的类似药中，年销售量第 2 药品有效成分含量。

例如，A 药的通用规格有效成分 5 mg/片，核算金额为 174. 60 日元的情况下：

类似药 B 药的药价：通用规格，含量 10 mg/片，价格是 158. 39 日元；非通用规格，含量 5 mg/片，价格是 82. 50 日元。

类似药 B 药的规格间比率为：log（通用规格药价/非通用规格药价）/（通用规格分量/非通用规格分量），即 $\log(158.30/82.50)/\log(10/5) = 0.9402$。

则，A 药的非通用规格（2. 5 mg/片，10 mg/片）的核算金额为：

2. 5 mg/片：$174.60 \times (2.5/5)^{0.9402} = 91.00$

10 mg/片：$174.60 \times (10/5)^{0.9402} = 335.00$

① 通用规格：从规格分类看，药品组成、剂量等属于同一类似药组的，同时是年销售量最大的药品组的药品。

（六）组合套装药品

组合套装药品指的是药剂与服用体系已经配好的固定成套使用药品。比如在注射器内已经填充好的药品等。这类药品的价格为“该组合药品内所含药剂，按照新收录药品的计算公式核算出的金额”与“药剂以外部分作为组合药品独特特征的部分，该部分的制造贩卖相关的原材料费用”的两部分之和。

其中，如果判定这类组合套装药品与以往收录的组合药品相比，具有以下效用的话，会在上述的核算金额上再进行5%的加价计算。

1. 降低了感染风险。

2. 降低了调剂的失误率。

3. 能够提高对紧急情况的快速反应。

4. 具有较高的治疗效果。

（七）配合药剂

配合药剂一般是指没有列在单独使用的药剂目录中，作为配药与其他药剂配合使用的药品。如果该配合药剂的有效成分含有未被药价基准收录的医疗用新配合剂（抗 HIV 的药，临床实验不充分以及临床上优势不确定的注射用配合剂以及外用配合剂除外），其药价的计算方式如下。

1. 配合药剂的新成分全部产自本公司的情况：按本公司药价合计的 0.8 倍计算。

2. 配合药剂新成分产自本公司以及别家公司的情况，则以下两种公式计算结果取最低值：①本公司药价的 0.8 倍 + 别家公司原研药药价的 0.8 倍；②本公司药价的 0.8 倍 + 别家公司仿制药中最低的药价。

3. 配合成分全部产自别家公司的，按别家公司中价格最低药价合计算定。

4. 未收录到药价基准中的有效成分（创新性未认证）的，将未收录到药价基准中的有效成分视作非配合剂药品来进行计算。

需要注意的是，无论属于上述哪种情形的药价加算结果，均不能低于各配合成分的已收录药品（各单独制剂）的药价。另外，临床上没有并用的单独制剂组合作为比较用药时，新医疗用配合剂的药价上限为各单独制剂 1 日药价的合计金额。

（八）其他计算方式

有下列情形的新药，按照该外消旋药物的已收录药品或该原研药的比较药品进行核算，计算公式为：

类似药效比较方式计算结果×0.8

1. 光学分割后的新有效成分，与收录的含有外消旋药物的已收录药品进行比较，当该成分在服用方式、效能与效果上与比较药基本相同的情况。

2. 制造贩卖的企业、主要效能与效果、药理作用、服用方式以及临床上的作用均一致，且有被视为一致的已收录药品（原研药），同时距离该原研药的药价收录之日起已过去了五年。

第三节　仿制药和长期收录药价的计算方式

一、仿制药价计算方式

（一）仿制药

仿制药是指与原研药含有相同有效成分，在剂量、安全性、疗效以及适应证上被证明与原研药具有相同效果的药品。由于仿制药可以节省大量的药品研发成本，和原研药相比有较大的价格优势。伴随着日本老龄化社会的深入发展，社会保障费用的快速增加，日本政府为了减轻保险基金上的财政压力，开始积极倡导药品市场上仿制药的使用。在2017年仿制药的使用量已经占了整个药品市场的70%左右的基础上，提出了要在2018—2020年达到80%的目标（如图7-4所示）。

（二）仿制药药价计算方式

被药价基准初次收录的仿制药（首仿药）在日本称为“新后发药品”。其药价的计算方式如下。

1. 一般情况下首仿药的药价为：已收录原研药药价×0.5。但是当已收录相关药品的种类已超过10种时，系数则由0.5变成0.4。

2. 如果属于生物仿制药，首仿药的药价为：收录原研药药价×0.7。但是当

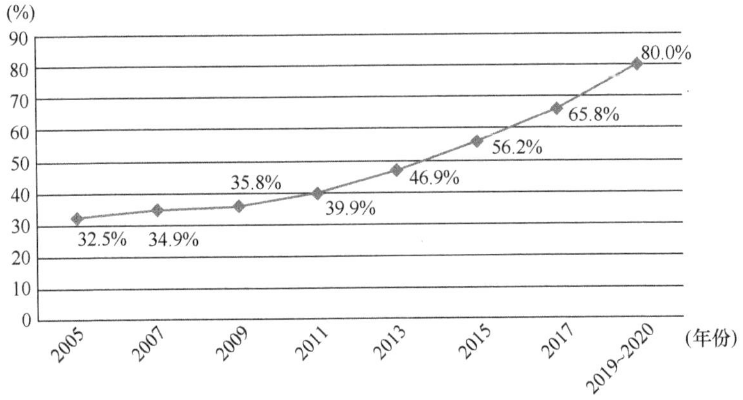

图 7-4 仿制药市场占有率的变化与目标

资料来源：参照 2018 年 4 月 1 日颁布实施的日本《药价计算基准》内容制作。

已收录相关药品的种类已超过 10 种时，系数则由 0.7 变为 0.6。

其他仿制药按照已有仿制药的最低价格制定。但是当原研药和仿制药的数量总和在 20 种以上时，此仿制药品按照已有仿制药最低价格的 90% 计算。

二、长期收录药品价格的修正方式

(一) 修正药价的计算方法

长期收录药品指的是医保目录内收录的，已有相应仿制药的录入，而且已过专利期的原研药。这部分被长期收录的药品价格随着市场的变动要进行调整。

调整方法为在医疗批发机构或是药局的贩卖价格的加权平均值基础上加上消费税（含地方消费税），同时加上调整幅度（2%，以药剂流通安定为目的），最终的金额即为修正后药价。

计算公式如下：

修正药价 = 医疗机构/药局的贩卖价格加权平均值（不含税的市场实时价格）×（1 + 消费税率）+ 调整幅度

以原药价为 100 日元为例：

加权平均值 + 消费税 = 90 日元

100×2% = 2 日元的调整幅度

修正后的药价为 90 + 2=92（日元）。

（二）对已收录原研药中仿制药替代进程缓慢的药价调整

在首仿药被收录后 5~10 年间，对原研药的替代率达不到 80%的，会根据市场价格对原研药药价进行修正，修正方式是以替代率为参考进行相应的价格下调。具体下调幅度为：

替代率≤40%	价格下调幅度 >2.0%
40%≤替代率<60%	价格下调幅度 >1.75%
60%≤替代率<80%	价格下调幅度 >1.5%

对原研药替换率的计算方法为：

$$替换率=仿制药数量/(原研药数量+仿制药数量)$$

（三）市场扩大再核定和特例扩大再核定

1. 市场扩大再核定

针对由于使用方法、适用患者等发生变化，造成该药品使用实际情况发生较大改变的药品；药价收录 10 年，没有进行过药价变更的药品；以及市场销售额超过预售额 2 倍以上，且年销售额超过了 150 亿日元或是年销售额超过预售额 10 倍以上，且年销售额超过 100 亿日元的药品，其药品价格按市场扩大再核定方式进行下调。具体计算方式：

$$新价格=核定前药价\times（0.9^{\log X/\log 2}）+\alpha$$

当年销售额在 100 亿~150 亿日元的计算方式为：

$$新价格=核定前药价\times(0.9\log X/\log 10+\alpha)$$

需要注意的是再核定价格的下调幅度不能超过核定前价格的 25%，也就是说再核定价格不低于核定前价格的 75%（如图 7-5 所示）。

2. 特例扩大再核定

如果是年销售额超过预售额 1.5 倍以上，且销售额在 1 000 亿~1 500 亿日元或者是年销售额超过预售额 1.3 倍以上，且销售额超过 1 500 亿日元的药品，其价格计算要根据特例扩大再核定方式进行价格下调。

销售额在 1 000 亿~1 500 亿日元的药价计算方式为：

$$新价格=核定前药价\times(0.9\log X/\log 1.5+\alpha)$$

销售额超过 1 500 亿日元的药价计算方式为：

$$新价格=核定前药价\times(0.9\log X/\log 1.3+\alpha)$$

需要注意的是，第一类情况的药价下调幅度同样不能高于 25%，第二类情况的药价下调幅度不超过 50%（如图 7–5 所示）。

其中：

X 为市场扩大率= 市场扩大再核定（或市场特例扩大再核定）对象药品的同组已收录药品群核定前药价计算出的年销售额综合/该同组已收录药品群基准年销售总额；

α 为药价调整加价计算幅度（该药物在临床上使用，其有效性得到直接验证后，药价调整加价计算幅度等于上述的有类似药效计算方式中有效性Ⅱ的加价计算幅度中的最大值，但是要满足 $5\leqslant \alpha \leqslant 10$）。

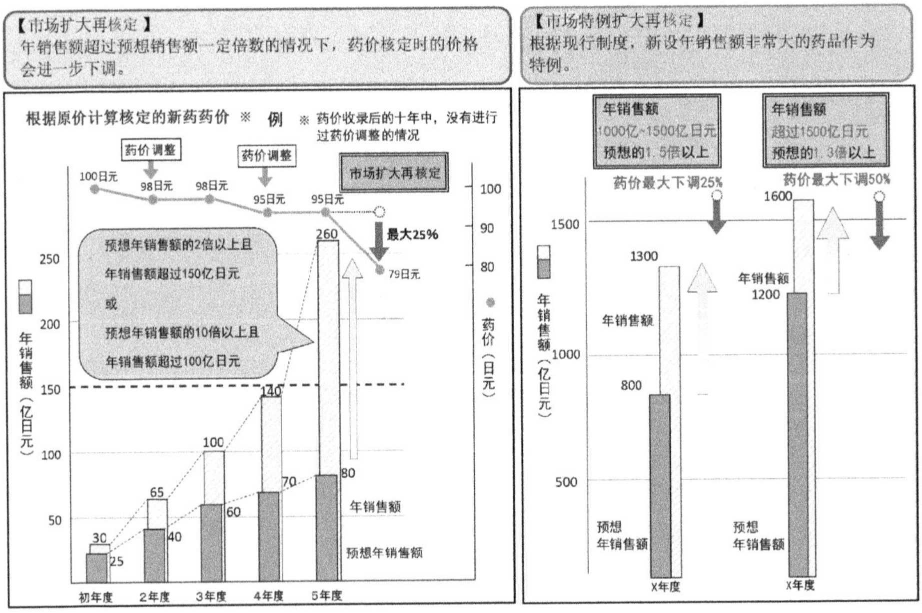

图 7–5 市场扩大再核定与特例扩大再核定的价格调整方式

资料来源：参照 2018 年 4 月 1 日颁布实施的日本《药价计算基准》内容制作。

（四）用法用量变化再核定与效能变化再核定

1. 用法用量变化再核定

针对与药效或治疗效果相关的用法用量发生变化的药品，需要采用“用法用量变化再核定”方式进行价格调整。

新价格=核定前药价×（调整前限定日剂量/调整后限定日剂量）

2. 效能变化再核定

针对主要效能与效果有所变化的药品，采用效能变化再核定方式进行价格的调整。

新价格=核定前药价×（调整前限定日剂量×调整前使用者人数/调整后限定日剂量×调整后使用者人数）

（五）低价药品的特例规则

1. 基础医药品

针对保险医疗中使用频率高而且疗效较好的；在医疗机构长时期内被广泛使用，其有效性与安全性得到确定的；以及需要持续保障市场供应的药品，一般被认为是药品市场的基础医药品。其价格的计算方式为：存在组成、剂型成分以及规格相同的类似药的情况时，取其年中销售额最大药品的药价作为该收录药品的药价。

2. 不核算药品再核定

针对在医疗保险中常用的，并且由于其定价较低而造成相关企业难以保证持续生产或销售的药品，使用按成本计算的原价计算方式定价。

（六）按仿制药价的调整方式

被长期收载在药品目录中，其组成、剂型、规格较统一的药品（如图 7-6 所示）将其分为低价药品组、准低价药品组、其余仿制药组的三个价格段进行价格修正。

1. 低价药品组

从整体药品中最高价（例子中的 221. 80 日元）的 30%开始下调，通过对低价药品组的加权平均，最后按统一名称记载方式收录。

2. 准低价药品组

从整体药品中最高价格的 30%～50%区间进行下调，通过对准低价药品组的加权平均计算出药品价格，并按品名记载方式收录。

3. 其余仿制药组

从整体药品中最高价格的50%以上进行价格下调，通过对这类药品进行加权平均算出的药品价格，并按品名记载方式收录。

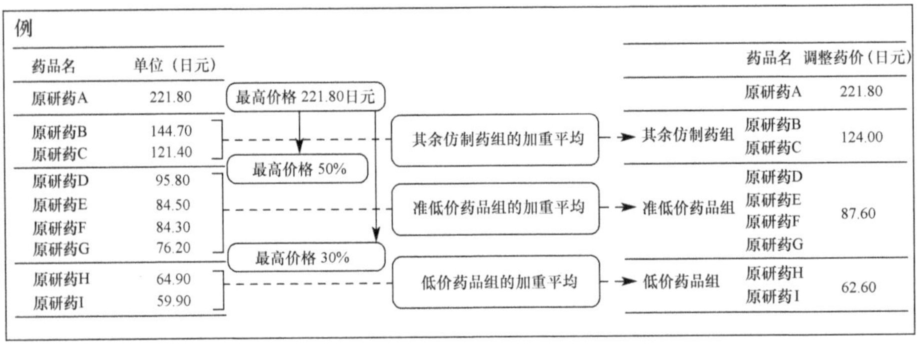

注：2016年药价制度改革，维持了现在的3个价格段，根据调整后的价格段状况，进一步对价格段进行汇总讨论。

图7-6 按仿制药分段计算药价方式

资料来源：参照2018年4月1日颁布实施的日本《药价计算基准》内容制作。

（七）特许期间或再次审查期间的新药药价调整

参考2010年度试行的“创新药·国外适用药解禁等激励性加算”讨论会议的讨论结果，主要内容如下。

1. 适用对象药品

一是作为新药已被药价基准收录15年，相关仿制药还未被收录，并且药价仍然维持在最初的核算方式没有变化的药品。

二是该已收录药品的市场实际药价的偏差率没有超过所有收录药品的加权平均偏差率[①]的药品。

三是没有被列为再核算对象的药品。

2. 计算方式

以市场实际价格为基准的药价×（所有已收录药品的平均偏差率−2%）×0. 8

但是，需要注意以下两个问题：

① 平均偏差率=[（现行药价×销售数量）−（实际买卖单价×销售数量）]/（现行药价×销售数量）。

一是计算后的药价金额不能超过该已收录药品核算前的药价。

二是仿制药一旦上市后，在至今为止的药价计算时的所有加算累计会被一并扣除。

计算后新药价的结果对比如图 7-7 所示。

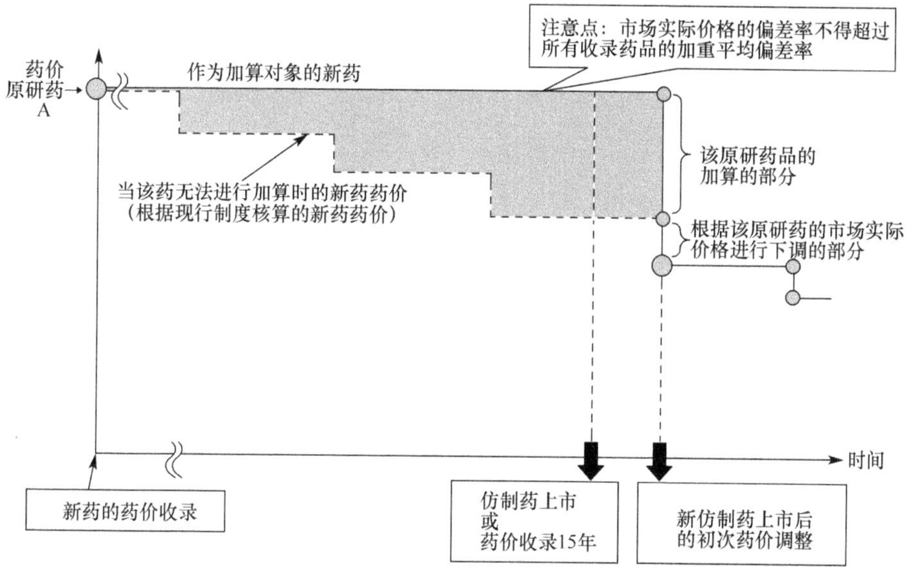

图 7-7 根据“创新药·国外适用药解禁等激励性加算”计算后的新药价

资料来源：参照 2018 年 4 月 1 日颁布实施的日本《药价计算基准》内容制作。

综上所述，在日本较完善的医疗保险制度以及动态合理的药价基准定价体系的保障下，日本药品市场基本实现了药价逐年降低的目标，较好地解决了医疗市场“看病贵”“买药贵”的难题。

基于对日本药基准制度的总结，我们可以将其管理特点归纳为以下四个方面。

一是有效的政府管控，药品价格稳中有降。日本实行的是保险目录中药品的定价，即由政府管控药价。而且由于保险内医疗用药覆盖面广，政府对市场药价控制能力很强。1986 年日本医疗用药品的平均进销差率是 23%，到 2004 年该进销差率下降至 6.3%。通过日本政府有效的药价管控，法定药价稳中有降，即减轻了患者的负担，也减轻了国家医疗补助负担。

二是调整方式动态化，药价市场结合度高。定期根据市场上药品价格调查结果，对保险目录药品价格实行每两年一次的动态调整政策，保证了药品定价的客观性。针对新药实行了类似药比较方式、国际平均药价比较、规格间调整的修正等，实现了日本药价市场与国际市场的接轨。针对已录入药品，新药收录后价格也要根据两年一次对动态市场情况的调查结果进行修订，同时加入了关于医药品效能、用法用量等发生变化后的再核算方式等，进一步提高了药价与市场的结合度。

三是定价组织机构完备，新药审批程序严谨。日本实行统一的药品监管政策，组织机构完备，日本厚生劳动省保证了定价过程专业性的同时，也实现政策统一和信息通畅。以日本新药定价程序规范为例，定价过程有明确的法规依据，定价主体职责清晰。企业需严格按照规定进行定价申请，提交详细的证据材料，经药价计算组织进行核算并报中央社会保险医疗协议会批准通过，并由厚生劳动省大臣签署后在报销目录中收载并公布价格。

四是通过加减算定价方式，引导和激励企业的开发创新活力。在药价的算定方式上实行了对创新药等的加算、对长期收录药品的降价调整等政策。2018 年开始，又加入了对企业指标的考核，具体包括以企业创新药的数目、药品滞后对策、世界高端药品的开发等指标的完成度等作为参考，即以药品指标、企业指标计分，根据得分划成三个加算层级的得点制。在引导制药企业进行市场创新、提升药品国际竞争力方面做出了贡献。

（北京物资学院商学院　李晓晖）

第八章　医疗保险的经办与监管

无论是与世界上其他国家相比，还是与日本国内的其他社会保障制度相比，日本医疗保障制度最大的特征是其高度的多元性和分散性。不同的年龄、职业、所在地的人参加不同的社会医疗保险制度，且这些制度都高度分散，导致医疗保险经办机构有几千家。加上医疗服务体系也是以中小规模的民间医疗机构为主，使得日本的医疗保障制度看起来错综复杂。那么，日本是通过什么样的机制对错综复杂的医疗保障体系进行管理呢？本章介绍有关医疗保险的政策制定、经办、审查支付以及监管体系。

第一节　医疗保障的决策体系

由于关系到服务的提供，医疗（以及长期护理）保险通常比养老保险、社会救助等现金转移制度要复杂得多，其制度改革涉及的部门和利益集团的数目也很多。尤其是像日本个人诊所和民间医疗机构占主导地位的社会，“医疗政策的政治学”就更为显著。下面重点介绍日本医疗政策决策中的两大主角——厚生劳动省和医师会。

一、厚生劳动省

包括医疗保障在内，日本的福利政治具有很强的官僚（这里指中央政府的官员）主导性质。厚生劳动省内有医学教育背景的医疗官僚（日语为“技官”）和文科出身的社会官僚在医疗保障政策的制定、管理运营、协调等方面发挥着非常重要的作用。

厚生劳动省是2001年由厚生省和劳动省合并成立的，其前身是旧内务省的社会课，于1938年从内务省独立组建了厚生省。在日本的官僚体系中，厚生官僚属于社会正义感较强的群体，同时也带有较强的父权主义。在医疗方面，厚生省的首要理念是为所有国民提供公平的医疗服务，为此就有必要对医疗机构进行管理和控制。

作为负责社会保障和劳动的主管部门，厚生劳动省组织庞大、业务繁多，其中与医疗保障直接相关的主要机构是医政局和保险局（如图8-1所示）。医政局主管医疗服务提供体系，如医师等医疗服务人员国家资格、国立医院的运营、医疗机器和医药品的生产流通、社区医疗、居家医疗。保险局则主要负责医疗保险制度的运营，它是厚生省中最有历史和权限的部门之一，担任局长的人往往会升至厚生劳动省次官［官僚中的最高级别长官（即部长）由职业政治家担任］。日本的厚生劳动省同时监管医疗的供方和需方，因此政府部门内部的政策协调相对容易。20世纪90年代以后，以首相为首的内阁府对医疗领域的干预有所加强，但政策的具体企划、立案基本还是由官僚主导。

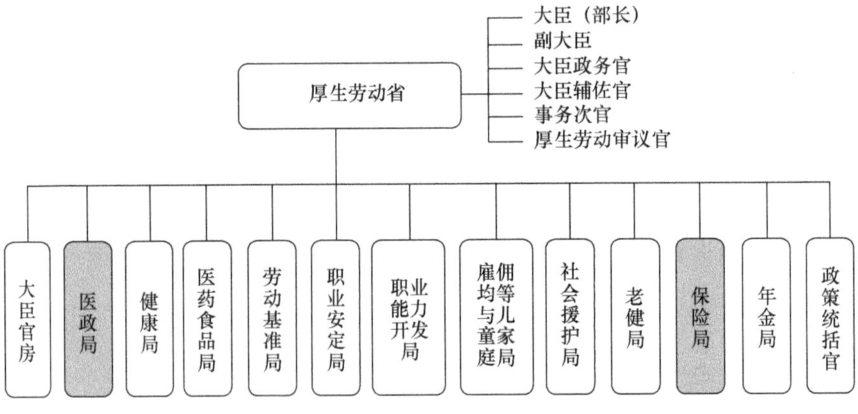

图8-1　厚生劳动省组织机构图（2019年）

资料来源：https://www.mhlw.go.jp/general/saiyo/pamphlet/dl/2020-guide_16.pdf.

二、医师会

日本医师会成立于 1916 年，是以维护医生（尤其是拥有自己诊所或医院的个人开业医）的利益为主要目的的行业组织，具有丰厚的经济资源和强大的社会影响力。在第二次世界大战后日本政治体系中，医师会是自民党的主要支援团体之一，曾被誉为日本第一大利益集团。[①]尤其是传说人物武见太郎担任会长的 1957—1982 年，医师会凭借与自民党的紧密关系，在医疗政治中发挥了强大的影响力，甚至动用保险医总罢工等极端手段与厚生省对决。因此两者曾被称为“不共戴天的敌人”。美国的日本政治专家 J. C. Campbell 曾把医师会和厚生省称之为日本医疗政治中的两大主角（池上，キャンベル；1996），两者的较量形成日本医疗政治的主旋律。厚生省以“为全体国民保障公平、优质的医疗服务”为目标，试图加强对医疗体系的控制；而医师会则试图维护医疗的专业性，尽可能地排除官僚的干预。双方的对弈在医疗保险覆盖范围迅速扩大的 20 世纪五六十年代达到高潮，甚至出现了医生总罢工。但是经过长期的较量，医师会部分地接受了厚生省的“管理医疗”和“公平”理念，换得了患者需求的扩大和保险医疗费收益；而厚生官僚们也逐渐认识到医生和专业人员在医疗保障中的重要性，尽可能地保证他们的专业自由（如自由开业制、按服务付费等）和经济地位。20 世纪 80 年代以后厚生省和医师会的关系逐渐平和，有时甚至成为“战友”，来共同对抗来自财务省和产业界的削减医疗费的要求。

除了厚生劳动省和医师会，参加医疗政策决策的还有牙科医师会、医院协会等服务方团体，健保连等支付方团体，日经连、连合等劳资团体，主管财政的财务省，以及政治家、学者等（如图 8-2 所示）。这些行为者也通过各种途

---

① 医师会通过政治团体“日本医师连盟”给有利于医师会的政治家提供各种利益，曾经是自民党最强有力的支持团体之一。21 世纪以后，日本医师会和自民党的关系没有以前那么紧密，2009—2012 年民主党执政期间，医师会中还出现亲民主党的会长（尾玉，2018）。

径或多或少地参与到医疗政策的决策中，下面两个审议会①正是协调各方利益的官方渠道。

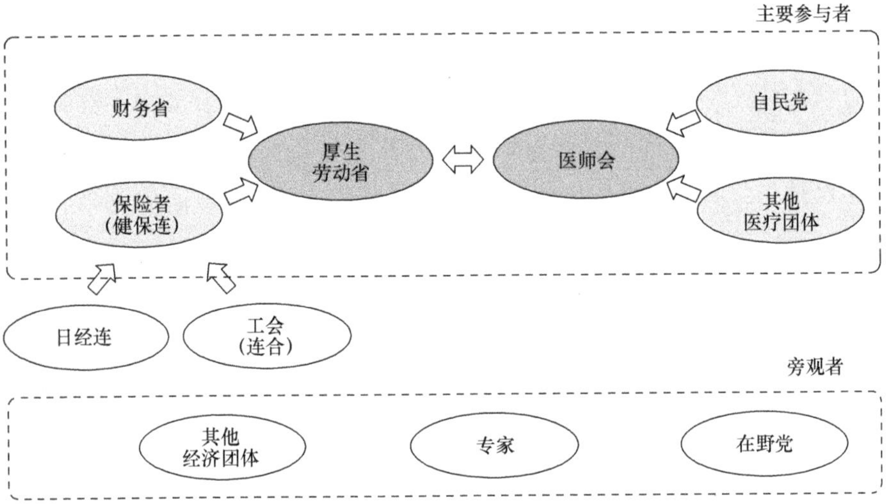

图 8-2　医疗政策制定中的主要行为者

资料来源：笔者根据池上直己、J. C. キャンベル1996 年出版的《日本の医療：統制とバランスの感覚》整理而成。

三、社会保障审议会

社会保障审议会是社会保障领域最为权威和综合性的审议会。它的前身是1949 年成立的社会保障制度审议会，当时日本正处于社会保障制度的创建时期，该审议会直属内阁总理，可以直接对首相和政府相关部门进行政策建议。但是在2001 年的政府部门调整中，社会保障制度审议会改名社会保障审议会，现属于厚生劳动省。

社会保障审议会下设 20 多个分会和特别分会，如人口分会、儿童分会、年金分会、少子化对策特别分会等。其中与医疗相关的主要分会是医疗分会

① 除了官僚主导，日本的福利政治的另一特征是“审议会政治”，即通过众多的审议会（咨询委员会）来聚集不同利益集团和专家的意见，给政府提供政策建议。审议会本身是一个咨询机构，没有决策权，但它是社会不同利益集团向政府反映意见的官方渠道。

和医疗保险分会，分别对应上述的厚生劳动省医政局和保险局，前者主要负责医疗服务和公共卫生，后者主要负责医疗保险。各分会由相关利益团体代表（如医师会、护士协会、工会、健康保险协会等）、地方政府代表、公益代表（大学教授等）等组成，并由医政局或保险局的官僚负责协调和事务性工作。

如果政府想要进行某项改革或制定新的法律，都先在这些分会进行研究和讨论，然后向国会提交法案进行审议表决。这些审议会原则上都是公开的，可以申请旁听，而且会议记录和资料基本都在网上公开。[①] 当然，审议会是政治的表面舞台，在议题上交到审议会以前，很多事宜都已进行了会下的交涉和调整，这些交涉和调整是厚生劳动省官僚的主要工作之一。

四、中央社会保险医疗协议会

中央社会保险医疗协议会简称“中医协”，是就医疗保险和诊疗报酬向厚生劳动大臣提供咨询和政策建议的审议会，成立于 1950 年。现在，中医协由 20 名正式委员和 10 名专业委员组成。20 名正式委员的比例是：支付方 7 名、服务方 7 名、大学教授等公益代表 6 名。

如第五章介绍，日本的医疗服务价格（诊疗报酬）采用“单价×点数”的方式计算，单价为 10 日元，固定不变，因此医疗服务价格的调整就是点数的调整，诊疗报酬表即点数表，每两年修订一次。由于关系到医疗保险支付方和服务方的切身利益，而且双方的利益在根本上是对立的，因此，中医协里的点数调整往往带有很浓厚的火药味，甚至出现退席、拒绝交涉等僵局。这时就需要厚生劳动长官或有影响力的政治家出面协调。

在 21 世纪初小泉内阁以前，中医协不仅对个别项目的点数，而且对整个诊疗报酬的改定率也有很大的发言权。但是小泉内阁以后，诊疗报酬的总核定率变为内阁的决定事宜，由内阁综合宏观经济形势、老龄化进程、国民医疗费的情况来决定。2002 年和 2006 年出现了前所未有的诊疗报酬负增

---

① 厚生劳动省所属各审议会的资料可在以下网站阅览（https://www.mhlw.go.jp/stf/shingi/indexshingi.html）。

长，引起了医疗机构和医务人员的强烈不满，直到2009年以后才转为正增长。目前，中医协的主要功能是在总核定率已定的情况下分配和调整个别服务项目的点数。

第二节　医疗保险的承办/经办机构（保险者）

日本的医疗保险承办及经办机构被称为“保险者”，直接翻译成中文就是“承保人”。从这个名称就可以知道这个机构的职能不仅是医疗保险的经办，而且是对管辖范围内的医疗保险负管理运营责任的相对独立的主体。这一点与我国的医疗保险有很大的区别。为了避免误解，以下使用“保险者”一词。

一、保险者的种类

日本的公共医疗保险采用多元、分散的制度体系，全国有数千个保险者，这些保险者在性格、规模、财源等方面都存在较大的差异，大致可以分为六类（见表8-1）。其中前三类属于受雇者（职工）医疗保险，后三类属于居民医疗保险（见第三章）。

表8-1　日本医疗保险的种类与保险者

<table>
<tr><th>年龄</th><th>保险类型</th><th>保险制度</th><th>保险者</th><th>被保险者</th><th>法律名称</th></tr>
<tr><td rowspan="5">0~74岁</td><td rowspan="5">受雇者（职工）医疗保险</td><td>组合管掌健康保险</td><td>健康保险组合</td><td>主要为大企业职工及受其扶养的家庭成员</td><td rowspan="2">健康保险法</td></tr>
<tr><td>协会健康保险</td><td>全国健康保险协会</td><td>主要为中小企业职工及受其扶养的家庭成员</td></tr>
<tr><td>国家公务员共济</td><td>国家公务员共济组合</td><td>国家公务员及受其扶养的家庭成员</td><td>国家公务员共济组合法</td></tr>
<tr><td>地方公务员等共济</td><td>地方公务员共济组合</td><td>地方公务员及受其扶养的家庭成员</td><td>地方公务员等共济组合法</td></tr>
<tr><td>私立学校教职工共济</td><td>日本私立学校振兴/共济事业团体</td><td>私立学校教职工及受其扶养的家庭成员</td><td>私立学校教职工共济法</td></tr>
</table>

续表

<table>
<tr><th>年龄</th><th>保险类型</th><th>保险制度</th><th>保险者</th><th>被保险者</th><th>法律名称</th></tr>
<tr><td rowspan="3">0~74 岁</td><td rowspan="2">受雇者
（职工）
医疗保险</td><td>船员保险</td><td>全国健康
保险协会</td><td>船员及受其扶养
的家庭成员</td><td>船员保险法</td></tr>
<tr><td>国民健康
保险组合</td><td>国民健康
保险组合</td><td>国民健康保险组合的
成员及其家庭成员</td><td rowspan="2">国民健康
保险法</td></tr>
<tr><td rowspan="2">居民
（地区）
医疗保险</td><td>国民
健康保险</td><td>都道府县/
市町村</td><td>上述医疗保险
以外的人员</td></tr>
<tr><td>75 岁以上
（含 75 岁）</td><td>后期高龄者
医疗制度</td><td>后期高龄者
医疗广域连合</td><td>75 岁以上
的人员</td><td>高龄者
医疗保障法</td></tr>
</table>

资料来源：作者整理参考相关资料。

（一）健康保险组合

大企业的健康保险组合是医疗保险的主要经办机构之一，拥有近百年的历史，至今在日本的医疗保险制度中起着重要作用。健康保险组合是由企业内的职工互助组织发展起来的，因此注重劳资双方的参与和自主管理，有较强的社团性质。

健康保险组合分“单一/连合组合”和“综合组合”，前者要有 700 人以上的正式职工，后者要有 3 000 人以上同一行业或同一地区不同行业的职工。根据《健康保险法》，健康保险组合可以自主决定保费比率，也可以法定项目以外的额外支付，如体检、预防，超过法定水平的伤病津贴，或运营保育园等。

目前，日本有 1 400 多个健康保险组合，覆盖 2 850 万人（包括职工本人本人和被扶养家属），占总人口的 23. 8%。健康保险组合的全国性组织为健康保险组合连合会（简称健保连）。健保连代表医疗保险的支付方（尤其是大型企业的利益），在医疗保险政策的制定、诊疗报酬的定价等方面发挥着较强的作用（如图 8-2 所示）。

（二）全国健康保险协会

全国健康保险协会是 2008 年改革后成立的半官方的经办机构，管理全国的中小企业健康保险以及船员保险。[①] 2008 年以前，中小企业的健康保险（政府管掌健康保险）和公共年金由厚生省管辖下的社会保险厅长期负责，但是由于 20 世纪 90 年代以后，该组织被暴露年金记录遗失等多种丑闻，在 2006 年改革中社会保险厅被撤销，新组建了日本年金机构和全国健康保险协会两个独立机构。

作为日本最大的保险者（覆盖 3 830 万人，总人口的 31.9%），全国健康协会与中央政府关系紧密。协会的理事长由厚生劳动大臣任命，理事由理事长任命。协会设有运营委员会，由参保人、雇主及学者组成。各都道府县有协会的支部，并有三方代表构成的“评议会”。

（三）共济组合

各级政府和公共部门的公务员、准公务员（公立学校教师等）以及私立学校的教职工有各职业内的互助组织——“共济组合”。这些共济组合和企业的健康保险组合的不同之处在于，共济组合除了医疗保险（短期给付）处，还管理养老保险（长期给付）和其他职业福利项目。由于兼管养老保险，共济组合拥有巨额的基金和财产（包括全国各地的疗养设施、酒店等），具有较强的财团性质。共济组合的负责人不是经过选举产生，而是由主管部门任命，因此与健康组合相比，参保人自治性质比较弱。全国有 85 个共济组合，参保人数 860 万人，占总人口的 7.2%。

（四）国民健康保险组合

国民健康保险组合是居民医疗保险——国民健康保险制度中的特殊保险者，由同一行业的自营业或自由职业者组建（简称国保组合）。如律师、美容师、个人出租车司机、土木建筑业、个体饮食业等均有本行业的国民健康保险组合，一般以都道府县为单位，也有全国性的组合。虽然是国民健康保险的一种，但国保组合的性质和健康保险组合、共济组合类似，具有较强的参保人互助性质。

国保组合的数量为 163 个，覆盖 274 万人，占国民健康保险参保人数的

---

① 船员保险是 1939 年成立的、针对被雇佣的船员的综合性保险，包括医疗、工伤、失业、年金等多种支付项目。2010 年，船员保险的工伤和失业部分合并到一般的劳灾（工伤）保险和雇用保险，留医疗给付和工伤保险范围外的独自给付由全国健康保险协会管理。2017 年 3 月的参保人数为 12.2 万人（包括被扶养家属）。

7.9%，总人口的2.3%。

（五）都道府县市町村（地方政府）

除上述国保组合以外，普通的国民健康保险由市町村即最基层的地方自治体负责管理，因此，全国有近2 000个居民保险的保险者。市町村和国保组合以都道府县为单位组成国民健康保险连合会（简称国保连），共同运营医疗费的审查支付、保健项目、制度宣传等与医疗保险相关事务。国民健康保险连合会的全国性组织为国民健康保险连合会中央会，主要负责高额医疗费的特别审查、全国国保信息系统的开发、对国保连的支援和调整等业务。

市町村国保的财政问题一直是日本医疗保险制度的最主要难题之一，近几年由于高度老龄化和人口减少，人口少的市町村越来越难以维持独立的国民健康保险。于是在2015年，日本政府把国民健康保险的保险者由市町村改为市町村和都道府县的双重保险者制。参保人的资格管理、保费征收、体检等事务继续由离居民最近的市町村负责，而国民健康保险的财政责任则扩大到都道府县，保费也从以市町村为单位变为以都道府县为单位。

除国保组合以外的国民健康保险的参保人数大约为3 200万人，占总人口的26.7%。

（六）后期高龄者医疗广域连合

与国民健康保险不同，后期高龄者医疗制度从一开始就采用了都道府县制（广域连合）。参保人的资格认定、医疗保险证的发放、保费的计算、保险医疗费的支付等由该广域连合负责。但是，由于都道府县地理范围较广，各种手续的受理、发保险证、保费征收等具体操作仍由市町村代理。可以说，把国民健康保险的财政责任扩大到都道府县，参考了后期高龄者医疗制度的经办模式。

后期高龄者医疗广域连合的数目与都道府县数相同，为47个，覆盖1 690万人，占总人口的14.1%。

二、保险者的职责与功能

保险者中虽然有些是具有社团性质的、相对独立的组织，但是作为公共医疗保险的一部分，这些保险者的职责、权限都严格受相关法律与政策的约束，真正留给它们的自由空间并不是很大。保险者的职责与功能主要有以下几种。

（一）参保资格认定

日本的医疗保险按雇佣关系和住所高度分散，对参保人的以及家属的参保资格审查与认定就成为保险者（尤其是职工保险的保险者）的主要工作之一。

一般来说，对于全日制的正式职工雇主提供职工医疗保险，并负责缴纳50%的保费（5人以下是任意）。资格认定比较复杂的是非全日制和退休职工。前者大多是女性和学生，也有一部分男性。近几年为了促进女性的就业，厚生劳动省逐步扩大强制加入职工保险的范围。具备一定规模（50人以上）的企业，对一周的工作时间超过20小时（以前是30小时）、月收入超过8.8万日元且雇用期间超过一年的职工必须参加职工健康保险和厚生年金（学生除外）。对于退休职工，如果保险者允许，在退休两年之内可以继续保留参保资格（任意继续参保人），但是超过两年或成为后期老年人就丧失此权利。

资格认定中还有一个重要工作就是对家属的参保资格认定。日本的许多社会制度以性别分工为前提，社会保险也不例外。职工医疗保险采用以家庭（而不是个人）为单位，如果职工有需要扶养的、没有足够经济能力的家属，他们就可以被认定为“被扶养家属”，不用缴纳额外的保费就可以享受与职工本人同等水平的医疗保险待遇。健康保险、共济组合的被扶养家属范围比较广，除了配偶和子女，还包括收入低于规定标准的父母、祖父母、兄弟姐妹以及三等以内的亲属。[①] 被保险人需要每年向保险者提供被扶养家属的现状和收入，供保险者判断。由于扶养标准对家庭的可支配收入和女性的就业意愿影响较大，是近几年社会保险改革的重要议题之一。

（二）征收保费

职工保险和居民保险的保费征收方式也有很大不同。

职工保险以明确的雇佣关系为前提，雇主和参保人各负担50%的保费。职工保险的保费一般采用与厚生年金、劳动保险一起从工资中扣除的方式，缴纳的社

---

① 最近，随着在日本企业工作的外国人的增加，被扶养家属的范围成为社会保障制度改革的一个焦点。2019年日本修改健康保险法和相关法律，规定被扶养家属原则上限于日本国内居住者，除留学等特殊情况之外，居住在国外的家属没有参保资格。

会保险保费免缴个人所得税，在年底的所得税调整中扣除。

居民保险采用参保人自己缴纳的方式。很多地方政府把国民健康保险的保费规定为地方税，即国民健康保险税，与居民税等地方税相同的途径征收。参保人可以指定一个银行账户，按月自动缴纳保费（或税），也可以凭缴纳通知书到金融机构或便利店缴纳。国民健康保险的保费根据上一年度的收入、家庭成员数而确定，有些地方还考虑资产金额等。日本的财政年度是4月开始，每年6月居民保险的参保人会收到新一年度的保费通知，分当年6月到下年3月的10个月缴纳保费（也可以一次性缴纳）。对于没有按时缴纳保费的参保人，保险者先是发“督促状”，如果还是没有在期限内缴纳就要发生“延滞金”（详见本章第四节），最终吊销保险证。

后期高龄者医疗制度的绝大多数参保人领取国家的养老金，他们的医疗保险和护理保险的保费从养老金直接扣除。没有养老金或有其他特殊情况的参保人（占参保人的10%左右）和居民保险一样自己缴纳保费。

（三）保险支付

医疗保险的支付分实物支付和现金支付。前者日语为“疗养给付”，它是日本医疗保险的重要原则之一。即医疗保险制度的性质不是补偿患者的医疗费用，而是保障所需要的医疗服务。高额疗养费制度从事后支付转向事前申请，进一步加强了医疗保险服务保障的性质。作为第三方付费的保险制度，保险医疗费用的审查与支付本应是保险者的职责，但为了提高工作效率，日本成立了专门的审查支付机构，集中进行保险医疗费的审查与支付。对此，我们在本章第三节进行详述。

医疗保险还有一部分现金支付，如伤病津贴、生育津贴等。伤病津贴是职工保险独有的制度，目的是保障伤病期间的基本收入。生育津贴（日语为“出产手当”）不分职工保险和居民保险，参保人本人或被扶养家属分娩（包括流产、婴儿死亡等）均可领取一次性的生育津贴。现在，生育津贴也一般通过提前申请而直接支付给分娩的医疗机构。在日本，正常分娩不属于医疗保险范围之内，分娩费用没有国家统一规定，各医院可以自己制定价格，因此生育津贴属于现金支付而不是服务支付。

（四）健康管理（保健事业）

除了上述核心业务之外，对参保人的健康管理（日语为“保健事业”）也是保险者的重要业务。保健事业包括对参保人的健康教育、健康咨询、体检、预防和运营疗养设施等，目的是通过健康管理减少疾病的发生率，进而节省保险支付并促进保险财政的稳定。这是保险者最能发挥自主性的部分，近年来随着健康观念的变化越来越得到重视。以前，保健事业的主要内容是疗养休闲设施的管理和运营，尤其是企业的健康保险组合和公务员的共济组合，在全国各地的旅游胜地建立休养设施，供职工和家属利用。但是20世纪80年代以后，随着人口老龄化和疾病结构的转变，健康理念从事后的“治疗”转向事前的“预防”，保健事业的重点也转向体检和健康管理。根据《高龄者医疗保障法》，医疗保险的保险者对40岁以上参保人，按照体检计划进行特定体检和特定保健指导，并负责健康管理。除此之外可以灵活地开展健康咨询、健康教育以及提供疫苗等。

众所周知，在快速的人口老龄化下，日本的公共医疗保险面临极大的财政压力，如何尽可能地控制医疗费，减少浪费，提高医疗费用的使用效率，是医疗改革的重要目标之一。有些国家试图通过加强保险者对医疗服务提供方的监督和交涉能力控制医疗费的上涨（如美国的HMO），日本国内也有要加强保险者功能的呼声（如山崎，尾形，2003）。但是在日本，对服务方的监督与服务价格的控制功能基本由政府（厚生劳动省）掌握，保险者由于其分散性和多元性，难以承担此功能。保险者的另一个被期待的功能是利用所掌握的大量诊疗明细数据对医疗机构服务的质量（如某种癌症的手术成功率、死亡率、平均住院期间、平均费用等）进行评估与分析，给患者提供客观的参考资料。为了达到该目的，1995年日本成立了独立的第三方评估机构——日本医疗功能评估机构（日语为“日本医疗机能评价机构”），对医疗机构（主要是医院）进行功能评估、研究标准的治疗方针、收集和分析医疗事故案例，并运营产科医疗补偿制度。[①] 虽然在风险评估与数据分析方面这些年有很大的进展，但它不是日本医疗保障制度的强项，包括评估机构的设立，很多改革参照了欧美的制度。如何在一个分散的医疗保障体系中构建公正、客观的评估体系，为国民和决策者提供更加有意义的参考资料，是21世纪日本医疗保障体系面临的重要改革课题。

---

① 详见日本医疗机能评价机构的网站（https://jcqhc.or.jp/）。

第三节　审查支付机构

保险范围内的医疗费用的审查与支付理论上属于保险者（承保人、经办机构）的责任，但由于日本有数以千计的保险者和无数的医疗机构，因此在实际操作上，由独立的审查支付机构专门负责保险医疗费的审查与支付。审查支付机构的经费由各保险者共同负担。

一、审查支付机构

日本公共医疗保险的审查支付机构有两个：一个是社会保险诊疗报酬支付基金，另一个是国民健康保险团体连合会。前者负责职工医保，后者负责居民和老年人医保。

在第二次世界大战以前，日本的健康保险采用保险者与医师会之间的契约方式，保险医疗的审查由各地的医师会负责，健康保险组合把医疗费用统一支付给医师会，由医师会再分给诊所和医院。第二次世界大战期间日本成立了医疗团，由国家统一支配稀缺的医疗资源，很多医生也被征兵到前线，医师会的作用也基本瘫痪。战后初期，健康保险组合各自负责参保人医疗费审查与支付，造成极大的混乱，于是在 1948 年成立了社会保险诊疗报酬支付基金。该基金的本部在东京，在各都道府县设有支部，具体对管辖范围内的医疗机构诊疗报酬申请进行审查和支付。这是一个庞大的准官方组织，该基金的理事长一般由退居二线的厚生劳动省官僚出任。

20 世纪 50 年代后半期，居民保险（国民健康保险）也得到重建，但是国保的审查支付并没有由社会保险诊疗报酬支付基金负责，而是由各都道府县的国民健康保险团体连合会来负责。也就是说，日本的医疗保险审查支付体系分为职工和居民两条线管理。除了医疗保险之外，这些审查支付机构还负责高龄者医疗制度、（生活保护制度中的）医疗救助、生育津贴、特定保健指导等其他业务。2000 年开办护理保险以后，护理保险的审查和支付也由医疗保险审查支付机构负责。

社会保险诊疗报酬支付基金的支部以及国民健康保险团体连合会内部均设有审查委员会，该委员会由医生、牙科医生、药剂师等专家组成，其中有代表服务方的，也有支付方推荐的，还有大学教授等公益代表。仅社会保险诊疗报酬支付基金，全国就有 4 700 名审查委员，利用自身工作以外的时间参与审查。对一些保险费用特别高的病例，由基金本部和国民健康保险中央会的特别审查委员会进行特别审查。

二、审查支付流程

图 8-3 是医疗保险中的总体费用支付流程。①被保险者（参保人、患者）事先向保险者缴纳保费；②患者就医时从保险医疗机构接受治疗并支付自付部分；③医疗机构向审查支付机构提交诊疗明细和费用（诊疗报酬）申请；④审查医疗机构经审查后向各保险者转达汇总后的费用申请书；⑤保险者给审查支付机构支付保险医疗费；⑥审查支付机构再向各医疗机构支付保险医疗费。

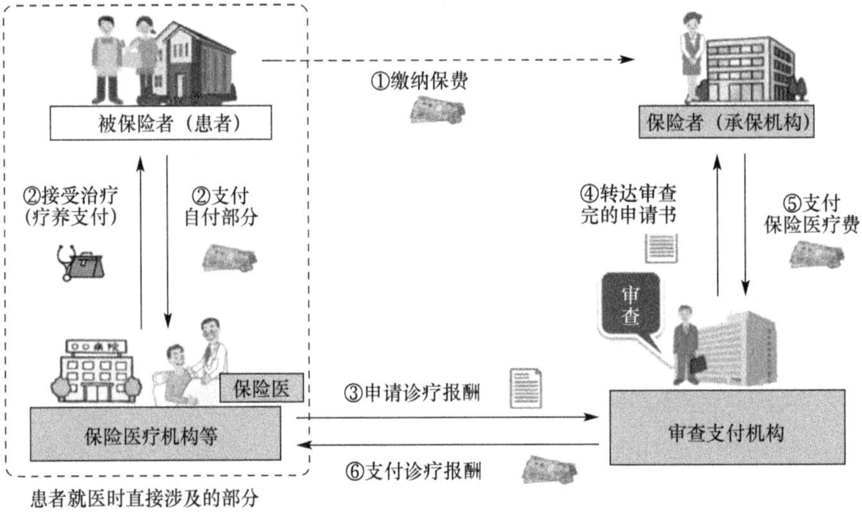

图 8-3　医疗保险费用支付流程

资料来源：厚生劳働省，2018. 我が国の医療保険について［EB/OL］.［2019-09-15］. https://www. mhlw. go. jp/stf/seisakunitsuite/bunya/kenkou1_iryou/iryouhoken/iryouhoken01/index. html.

一般而言，这个流程需要大约两个月的时间，即对于 1 月份发生的保险医疗费用，医疗机构在 2 月初向审查支付机构提交申请，经审查和转达，保险者在 3 月 20 日以前把费用汇到审查支付机构的账户，3 月 21 日左右由审查支付机构支付给医疗机构。

具体的审查过程分事务确认、审查事务共助、审查委员会审查、审查后处理（如图 8-4 所示）。如果在审查过程中发现遗漏、失误或其他问题，审查支付机构就把诊疗明细退回给医疗机构，再次提交后进行再审查。有时保险者也会提出再申请要求，有时审查支付机构对医疗机构的费用申请进行“减点”（减少申请点数）。

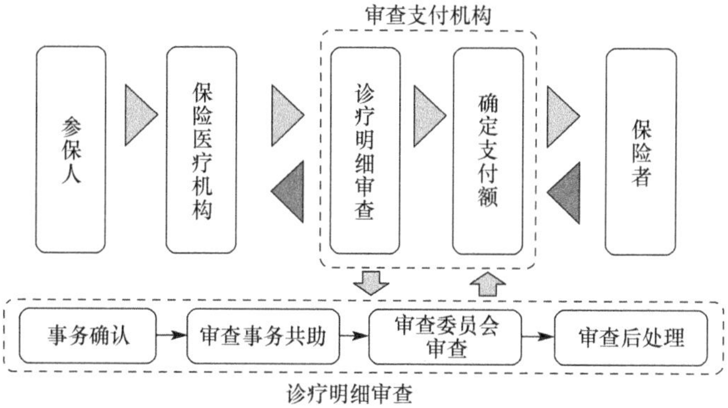

图 8-4　诊疗报酬审查支付流程

资料来源：国民健康保险中央会，2020. 診療報酬の審査制度［EB/OL］.［2020-01-30］. https://www. kokuho. or. jp/inspect/inspect_rezept. html.

社会保险诊疗报酬支付基金的历年诊疗报酬确定件数与金额见图 8-5，2018 年诊疗报酬确定金额的构成见图 8-6。

在诊疗报酬的申请尚未实现电子化以前，审查采用的是抽查的方式。现在，随着大部分诊疗明细和费用申请都已电子化，审查方式也逐渐由人工转向自动审查。即第一步通过电脑系统对所有诊疗明细进行盘点，有问题或复杂、高额的病例由审查委员人工审查。但是，与其他发达国家相比，日本的审查信息化程度不是很高，这在很大程度上与医疗保险制度的分散性以及尊重医生专业性的传统有关。

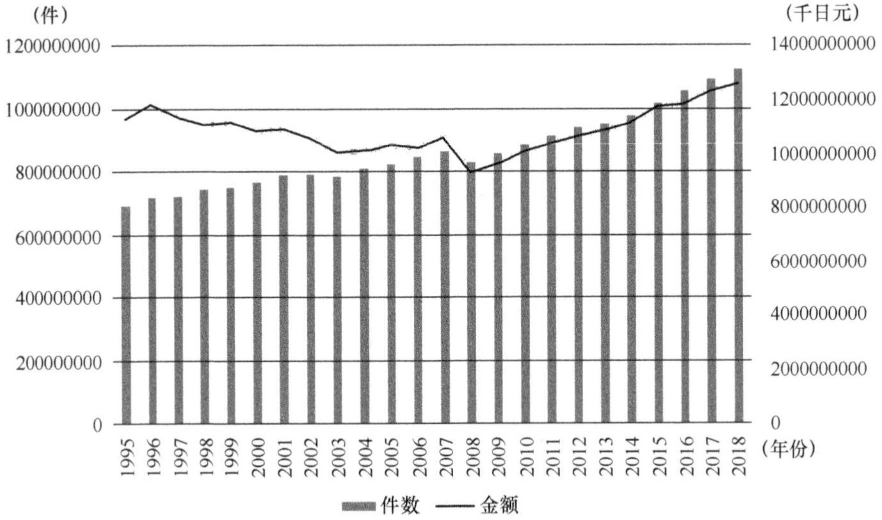

图 8-5　诊疗报酬确定件数与金额（社会保险诊疗报酬支付基金）

资料来源：社会保险诊疗报酬支付基金，2019. 统计月报［EB/OL］.［2020-01-30］. https://www. ssk. or. jp/tokeijoho/geppo/geppo_r01. html;笔者制作。

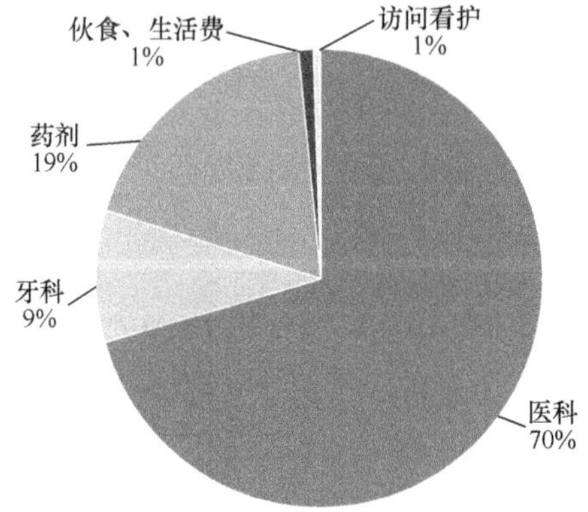

图 8-6　2018 年诊疗报酬确定金额的构成（社会保险诊疗报酬支付基金）

资料来源：社会保险诊疗报酬支付基金，2019. 统计月报［EB/OL］.［2020-01-30］. https://www. ssk. or. jp/tokeijoho/geppo/geppo_r01. html;笔者制作。

第四节　医疗保险的监管

日本的医疗保障制度以多元、分散的医疗保险和民间医疗机构为主，但是这并没有导致医疗保障体系的混乱和无序。相反，日本的公共医疗保障不仅涵盖面广，而且支付标准高度统一，保障水平的差距很小。

一、对医疗机构和医务人员的监督

对医疗机构和医生等医务人员的监督主要由“地方厚生局”负责。地方厚生局是厚生劳动省的地方组织，全国共有 7 个地方厚生局和 1 个支局，分别是北海道厚生局、东北厚生局、关东信越厚生局、东海北陆厚生局、近畿厚生局、中国四国厚生局、九州厚生局以及四国厚生支局。

欲成立新的医院或诊所的医生或法人须向所辖地区的地方厚生局申请“保险指定医疗机构”，地方厚生局局长在咨询地方的社会保险医疗协议会后批准保险指定。因为日本的保险外治疗控制非常严格，除了整形美容等极少数医院以外，绝大多数的医疗机构都是保险医疗机构。因此，对医疗机构而言，保险指定被取消就意味着基本无法在日本继续经营下去。

如果发现虚报诊疗报酬等案件，地方厚生局首先对医疗机构及负责人进行个别指导，如果情况非常严重，就会实行“监察”。严重违反法律、情形极其恶劣，就取消保险指定医疗机构的资格或取消保险医师的登录，并把行政处分的内容公布于众。

根据厚生劳动省公布的资料，2017 年全国受到个别指导的医疗机构有 4 617 家，其中 66 家成为监察对象，13 家被取消保险指定医疗机构。加上 15 家在被取消指定前自主辞退保险指定的医疗机构，共有 28 家丧失了保险指定医疗机构的资格。具体为：医科 8 家、牙科 19 家、药店 1 家。另有 18 名医生被取消保险指定医师资格，共收回了 70 多亿的保险损失。违反内容大部分为假报、虚报诊疗报酬。而被发现的原因大多是参保人（患者）的举报。[①]

二、对企业和个人的参保监督

在日本，具有法人资格的企业以及雇用5人以上的私人企业必须加入健康保险和厚生年金（农林畜牧业、饮食业、美容美发业等一部分行业除外），政府有关部门发放营业许可时相关信息就会转交到社会保险经办机构。但是，事实上还是有一些私人企业为了避免社保负担（厚生年金18.3%、健康保险约10.0%），想方设法不加入社会保险。根据2017年厚生劳动省的调查，约有34万个事业所、156万人没有参加职工社会保险。[②]

由于日本的税务、社会保险和劳动保险（雇用保险和工伤保险）分别属于不同政府系统管理，而且没有居民身份证制度，因此不同管理部门之间的信息共享不是很全面。如果雇主没有给职工参加职工保险，职工只能参加所在地的居民保险，自己负担所有的保费。

对于那些没有在期限内缴纳保费的企业和个人，经办机构会先给他们发“督促状”。如果仍没有在期限内缴纳保费就会发生“延滞金”，根据超过期间发生2.6%~14.9%的利率。情形恶劣的，可以在没有事先通知的情况下强制扣押财产或处以6个月以下的拘留或50万日元以下的罚款。

三、社会保险审查制度

如上所述，日本有数以千计的医疗保险经办机构，这些机构有些是政府或准官方组织，有些属于民间团体。如果参保人对保险者的决定（如参保人和被扶养家属的资格认定、保费计算、保险医疗费的支付等）有不满，可以向社会保险审查机构申请复议。此制度的正式名称是社会保险审查制度，虽然认知度较低，但也是社会保险制度的重要组成部分。

---

① 厚生労働省，2018. 平成30年度における保険医療機関等の指導、監査等の実施状況について［EB/OL］.［2020-01-30］. https://www. mhlw. go. jp/stf/houdou/0000188884_00004. html.

② 厚生労働省，2017. 社会保険の適用促進対策について［EB/OL］.［2020-01-30］. https://www. mhlw. go. jp/file/05-Shingikai-12601000-Seisakutoukatsukan-Sanjikanshitsu_Shakaihoshoutantou/tekiyo. pdf.

社会保险审查也分职工保险和居民保险两个不同体系，包括健康保险在内的职工保险采用地方和中央两级审查制度。负责一级审查的是地方厚生局和支局的社会保险审查官。中央即厚生劳动省内有社会保险审查会，其成员由厚生劳动大臣任命，由委员长和 5 名委员组成，一般由经验丰富的厚生劳动省官员担任（如图 8-1 的厚生劳动省组织机构图所示）。

当事人（参保人、雇主等）如果对经办机构的决定不服，可以在 3 个月以内向地方厚生局的审查官申请审查。如果对地方审查官的审查结果仍有异议，当事人还可以在两个月以内向中央的社会保险审查会申请再审。社会保险审查会的审查采用公开审理的方式，当事人和经办机构各自陈述自己的意见，经审查会内部的讨论后进行裁决。如果当事人对二级审查结果仍有不服，最终手段是向司法裁判所（司法法院）提出诉讼。表 8-2 是 2010 年以后社会保险审查会裁决案件数目和裁决结果，从表中可以发现，二审结果中申请人的要求被承认的比率在 10%左右，大部分结果是要求没有被承认或没有受理或审查中途放弃。而且留到第二年继续审查的案件也很多，表明二审对象的案件都比较复杂，需要较长的审查时间。

表 8-2　　社会保险审查会裁决案件数和结果

年份	承认（容忍）	不承认（弃却）	不受理（却下）	放弃（取下）	合计	继续审查
2010	59	762	139	174	1 134	1 238
2011	123	1 561	283	138	2 105	1 311
2012	126	1 757	359	70	2 312	973
2013	209	1 414	250	114	1 987	1 138
2014	219	1 273	252	249	2 003	1 298
2015	227	1 399	158	272	2 056	1 391
2016	152	1 449	342	218	2 161	1 241
2017	99	1 475	103	171	1 848	850
2018	91	1 148	105	136	1 480	998

资料来源：厚生劳働省，2019. 年度別（再）審査請求受付・裁決件数等の推移［EB/OL］.［2020-02-20］. https://www.mhlw.go.jp/topics/bukyoku/shinsa/syakai/03-01-01.html.

国民健康保险和后期高龄者医疗制度的审查机构是各都道府县的国民健康保险审查会和后期高龄者医疗审查会。这些审查会由参保人、经办机构、公益代表3人组成。与健康保险不同，国民健康保险采用一审制，没有中央级别的审查会。

另外，各种共济组合内部或连合会也设有审查会，同样由参保人、经办机构、公益代表3人组成。

（日本东京经济大学经济学部　李莲花）

参考文献

［1］国家发改委药品价格评审中心考察组，2011. 日本药品价格管理及启示［J］. 医药经济，9（6）.

［2］国家卫生健康委员会，2016. 2016 年我国卫生和计划生育事业发展统计公报［EB/OL］.［2019-08-27］. http://www.nhc.gov.cn/guihuaxxs/s10748/201708/d82fa7141696407abb4ef764f3edf095.shtml.

［3］张筠，2014. 商业医疗保险在医疗保障体系中的作用研究（福建医科大学硕士学位论文）［EB/OL］.［2020-02-28］. http://www.docin.com/p-850430219.html.

［4］程仲谋，2016. 互联网商业医疗保险存在的问题及对策研究（重庆医科大学硕士学位论文）［EB/OL］.［2020-02-28］. http://cdmd.cnki.com.cn/Article/CDMD-10631-1016783602.htm.

［5］跡田直澄，前川聡子，2007. 社会保障一体改革への途［M］. 大阪：清文社.

［6］飯島渉，2009. 感染症の中国史：公衆衛生と東アジア［M］. 東京：中央公論新社.

［7］池上直己，2017. 日本の医療と介護：歴史と構造、そして改革の可能性［M］. 東京：日本経済新聞出版社.

［8］池上直己，J. C. キャンベル，1996. 日本の医療：統制とバランスの感覚［M］. 東京：中央公論社.

［9］伊藤雅治，2009. 我が国の医療政策の歴史的変遷と今後の方向，医療政策入門［M］. 東京：医学書院，77-86.

［10］上昌広，2013. なぜ国は混合診療を認めないのか? 根拠なき皆保険崩壊論より患者優先となる議論を［EB/OL］.［2019-08-27］. https://imidas.jp/jijikaitai/f-40-092-13-09-g350.

［11］遠藤久雄，池上直己，2005. 医療保険・診療報酬制度［M］. 東京：勁草書房.

［12］尾形裕也，2018. 日本の医療政策と地域医療システム［M］. 東京：日本医療企画，34-80.
［13］尾玉刚士，2018. 医療保険改革の日仏比較：医療費抑制化、財源拡大か［M］. 東京：明石書店.
［14］北場勉，2010. 入門社会保障［M］. 京都：ミネルヴァ書房.
［15］健康保険組合連合会，2018. 図表で見る医療保障（平成30年度版）［M］. 東京：ぎょうせい.
［16］厚生労働省，2016. 厚生労働白書（2016年版）［EB/OL］.［2019-08-09］. https://www.mhlw.go.jp/wp/hakusyo/kousei/16/dl/all.pdf.
［17］厚生労働省，2018. 厚生労働白書（2018年版）［EB/OL］.［2019-08-09］. https://www.mhlw.go.jp/wp/hakusyo/kousei/18/dl/all.pdf.
［18］厚生労働省，2018. 我が国の医療保険について［EB/OL］.［2020-03-24］. https://www.mhlw.go.jp/stf/seisakunitsuite/bunya/kenkou_iryou/iryouhoken/iryouhoken01/index.html.
［19］厚生労働省，2019. 保険診療と保険外診療の併用について［EB/OL］.［2019-08-27］. https://www.mhlw.go.jp/topics/bukyoku/isei/sensiniryo/heiyou.html.
［20］厚生労働省，2018. 薬価算定の基準について［EB/OL］.［2019-08-10］. https://www.mhlw.go.jp/file/06-Seisakujouhou-12400000-Hokenkyoku/0000193793.pdf.
［21］厚生労働省保険局医療課，2016. 現行の薬価基準制度について［EB/OL］.［2019-07-15］. https://www.mhlw.go.jp/file/05-Shingikai-12404000-Hokenkyoku-Iryouka/0000144409.pdf.
［22］厚生労働省保険局医療課，2016. 平成28年度薬価制度改革について［EB/OL］.［2019-07-16］. https://www.mhlw.go.jp/file/06-Seisakujouhou-12400000-Hokenkyoku/0000114391.pdf.
［23］厚生労働統計協会，2011. 国民衛生の動向（2011/2012）［M］. 東京：厚生労働統計協会，228.
［24］小黑一正，菅原琢磨，2018. 薬価の経済学［M］. 东京：日本经济新闻出版社.

[25] これからの医療保険制度の在り方を考える研究会，2016. 持続可能な医療保険制度の構築に向けて一平成 27 年改革の軌跡とポイント［M］. 東京：第一法規.
[26] 佐藤敏信，2018. THE 中医协［M］. 東京：药事日报社.
[27] 里見賢治，2007. 現代社会保障論：皆保障体制をめざして［M］. 京都：高菅出版.
[28] 島崎謙治，2011. 日本の医療：制度と政策［M］. 東京：東京大学出版会（何慈毅等译，2016. 日本的医疗：制度与政策. 南京：南京大学出版社）.
[29] 島崎謙治，2015. 医療政策を問いなおす：国民皆保険の将来［M］. 東京：筑摩書店.
[30] 社会保险诊疗报酬支付基金，统计月报［EB/OL］.［2020-01-30］. https://www. ssk. or. jp/tokeijoho/geppo/geppo_r01. html.
[31] 社会保障制度改革国民会議，2013. 確かな社会保障を将来世代に伝えるための道筋［EB/OL］.［2019-08-26］. https://www. kantei. go. jp/jp/singi/kokuminkaigi/pdf/houkokusyo. pdf.
[32] 鐘家新，1998. 日本型福祉国家の形成と「十五年戦争」［M］. 京都：ミネルヴァ書房.
[33] 白川修二，2015. 医療保険財政と保険者機能［EB/OL］.［2020-02-20］. https://www. jri. co. jp/file/seminar/151209_452/handout_151209_452_04. pdf.
[34]《新版・社会福祉学習双書》编辑委员会，2001. 社会保障論［M］. 東京：全国社会福祉協議会，91-92.
[35] 自由国民社法律书編集部，2011. 介護保険・医療保険完全ガイド［M］. 東京：自由国民社，62.
[36] 髙橋未明（厚生労働省医政局経済課），2016. 日本の薬価制度について［EB/OL］.［2019-07-17］. https://www. mhlw. go. jp/file/04-Houdouhappyou-11123000-Iyakushokuhinkyoku-Shinsakanrika/0000135596. pdf.
[37] 田城孝雄，2004. 地域医療連携 MOOK：平成 18 年の大変革に向けて［M］. 名古屋：日総研出版，64-136.

［38］田多英範，2007. 現代日本社会保障論（第二版）［M］. 東京：光生館.

［39］田中滋，2007. 医療制度改革の国際比較［M］. 東京：勁草書房.

［40］田中滋，二木立，2006. 保健・医療提供制度［M］. 東京：勁草書房.

［41］土田武史，2011. 国民皆保険 50 年の軌跡［J］. 季刊社会保障研究，47 (3)：244-256.

［42］土田武史，2012. 国民皆保険体制の構造と課題：国民健康保険の視点から［J］. 早稲田商学，431：317-41.

［43］東京都国民健康保健団体連合会，2018. 特集・診療報酬制度をひもとく［J］. 東京の国保，(5)：4-7.

［44］内閣府，2014. 年次経済財政報告（平成 26 年度）［EB/OL］.［2020-03-08］. https://www5. cao. go. jp/j-j/wp/wp-je14/h03-03. html.

［45］内阁府，2019. 高龄社会白书（2019 年版）［EB/OL］.［2020-02-10］. https://www8. cao. go. jp/kourei/whitepaper/w-2019/html/zenbun/index. html.

［46］内科系学会社会保険連合，2013. 現行診療報酬体系における内科系技術評価に関する見解［EB/OL］.［2019-07-10］. https://www. naihoren. jp/uploads/files/kenkai1. pdf.

［47］二木立，2015. 地域包括ケアと地域医療連携［M］. 東京：勁草書房.

［48］日本医師会，2018. 平成 30 年診療報酬改定について（概要版）［EB/OL］.［2019-08-27］. http://www. aomori. med. or. jp/pdf/H30gaiyou. pdf.

［49］日本生命保险协会，2019. 生命保険の動向（2019 年版）［EB/OL］.［2020-03-24］. https://www. seiho. or. jp/data/statistics/trend/pdf/all_2019. pdf.

［50］日本全国健康保险协会，2012. 全国健康保険協会全国大会：国庫補助割合の引き上げを！高齢者医療制度の見直しを！［EB/OL］.［2020-02-20］. https://www. kyoukaikenpo. or. jp/~/media/Files/migration/g1/h24-11/20121101-100843. pdf.

［51］日本全国健康保险协会，2018. 2017（平成 29）年度の協会けんぽの決算について［EB/OL］.［2020-02-20］. https://www. kyoukaikenpo. or. jp/~/media/Files/tokyo/36siryou1/20180530010/20180803010/2129. pdf.

［52］日本全国健康保险协会，2020. 事業年報概要（平成 29 年度）［EB/OL］.［2020-

03-20]. https://www. kyoukaikenpo. or. jp/g7/cat740/sb7200/sbb7200/2019081304/.

[53] 野崎洋之，2013. 国によって異なる民間医療保険の機能 [EB/OL]. [2020-03-08]. http://fis. nri. co. jp/ja- JP/publication/kinyu_itf/backnumber/2013/12/201312_07. html? from=singlemessage.

[54] 野田拓，2009. 講座 医療政策史 [M]. 東京：桐書房.

[55] 橋爪章，2018. 医療介護の連携：地域包括ケアと病院経営 [M]. 東京：日本医療企画.

[56] 堀田一吉，2006. 民間医療保険の戦略と課題 [M]. 東京：勁草書房.

[57] 前田信雄，2016. 国民皆保険への途 [M]. 東京：勁草書房.

[58] 前田由美子，2019. 医療関連データの国際比較-OECD Health Statistics 2019 [EB/OL]. [2019-07-20]. https://www. jmari. med. or. jp/download/RE077. pdf.

[59] 松田晋哉，2012. 基礎から読み解くDPC：実践的に活用するため [M]. 東京：医学書院，1-46.

[60] 松本潤，2011. NPOにおける組織間協働に関する理論的考察 [J]. 自由が丘産能短期大学学报，(44)：19-38.

[61] 山崎泰彦，尾形裕也，2013. 医療制度改革と保険者機能 [M]. 東京：東洋経済新報社.

[62] 吉原健二，和田勝，2008. 日本医療保険制度史（増補改訂版） [M]. 东京：東洋経済新報社.

[63] 吉原健二，和田勝，2020. 日本医療保険制度史（第 3 版、全面改訂版） [M]. 東京：東洋経済新報社.

[64] 羅小娟，2011. 中国における医療保障制度の改革と再構築 [M]. 東京：日本僑報社，125.

[65] 李蓮花，2011. 社会政策における「東アジア的な道」 [J]. 社会政策，3(2)：110-120.

[66] 渡边明良，2019. 診療報酬包括化への準備（1）原価管理 [EB/OL]. [2019-07-10]. http://www. orth. or. jp/seisaku/genka/hokeni/watanabe/watan-

abe. html.

[67] Japan Health Policy NOW（JHPN），2017. 民間医療保険［EB/OL］.［2020-03-24］. http://japanhpn. org/ja/section3-3/? from=singlemessage.

[68] Insurance Association of Japan，2014. Life Insurance Fact Book 2014.［EB/OL］.［2020-03-08］. http://www. seiho. or. jp/english/statistics/trend/pdf/2014.